David Meyer

Procedimientos mínimamente invasivos para la reducción de grasa en el medicina estética

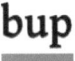

David Meyer

Procedimientos mínimamente invasivos para la reducción de grasa en medicina estética

ISBN: 978-3-68904-050-5
Disponible en rústica y libro electrónico

Derechos de autor: Bremen University Press
Lugar de publicación: Bremen
Edición 1, en enero de 2024
Versión 1.0
Impreso en EU, UK, USA, JP, AUS
bup@bremenuniversitypress.com
www.bremenuniversitypress.com

David Meyer

Procedimientos mínimamente invasivos para la reducción de grasa en el medicina estética

Contenido

PRÓLOGO	4
INTRODUCCIÓN	7
DEFINICIÓN DE MÉTODOS MÍNIMAMENTE INVASIVOS	7
EVOLUCIÓN HISTÓRICA	8
IMPORTANCIA PARA LA MEDICINA ESTÉTICA	11
CAPÍTULO 1: FUNDAMENTOS DE LA REDUCCIÓN DE GRASA	14
ANATOMÍA Y FISIOLOGÍA DEL TEJIDO ADIPOSO	14
CAUSAS Y DISTRIBUCIÓN DE LA GRASA CORPORAL	16
DIFERENCIAS ENTRE LA REDUCCIÓN DE GRASA MÍNIMAMENTE INVASIVA Y LA QUIRÚRGICA	18
VISIÓN GENERAL DE LOS MÉTODOS MÍNIMAMENTE INVASIVOS	20
CAPÍTULO 2: PREPARACIÓN	23
ELEGIR EL PROCESO ADECUADO	23
ENTREVISTA DE ASESORAMIENTO	25
REQUISITOS MÉDICOS Y CONTRAINDICACIONES	27
FIJACIÓN DE OBJETIVOS REALISTAS	30
CAPÍTULO 3: LA LIPÓLISIS INYECTABLE (INYECCIÓN PARA ELIMINAR LA GRASA)	32
ABRASIÓN PARA JERINGUILLAS DE EXTRACCIÓN	32
DIFERENCIACIÓN DE LA BOTELLA DE LIMÓN JAB	33

Cómo funciona la lipólisis inyectable	36
Procedimiento y técnicas de tratamiento	37
Eficacia y estudios	40
Posibles riesgos y efectos secundarios	41

CAPÍTULO 4: CRIOLIPÓLISIS 43

Aplicación de frío para reducir la grasa	43
Tratamiento de criolipólisis	44
Protocolos de tratamiento	45
Tecnología de dispositivos	47
Efectos a largo plazo y estudios clínicos	48
Seguridad y efectos secundarios	50

CAPÍTULO 5: LIPÓLISIS LÁSER 52

Fundamentos de la terapia láser para la reducción de grasa	
	52
Técnicas de aplicación y tratamiento	54
Eficacia y resultados de la investigación	56
Riesgos y cuidados tras el tratamiento	57

CAPÍTULO 6: TERAPIA DE RADIOFRECUENCIA 60

Teoría y práctica de la energía de radiofrecuencia	60
Procedimiento de tratamiento	62
Ajustes del dispositivo	63
Resultados y efectos a largo plazo	65
Aspectos de seguridad y efectos secundarios	67

CAPÍTULO 7: REDUCCIÓN DE GRASA POR ULTRASONIDOS 70

ULTRASONIDOS EN MEDICINA ESTÉTICA	70
PROCEDIMIENTOS DE TRATAMIENTO Y TIPOS DE DISPOSITIVOS	72
PRUEBA DE EFICACIA Y EXPERIENCIA DE LOS PACIENTES	74
GESTIÓN DE RIESGOS Y CUIDADOS POSTERIORES	76

CAPÍTULO 8: TERAPIAS COMBINADAS — 79

COMBINACIÓN DE DIFERENTES TÉCNICAS	79
INTEGRACIÓN DE MÉTODOS NO INVASIVOS	81
EL PAPEL DE LA NUTRICIÓN Y LA FORMA FÍSICA	83

CAPÍTULO 9: ÉTICA, LEYES Y DIRECTRICES — 86

CONSIDERACIONES ÉTICAS EN MEDICINA ESTÉTICA	86
MARCO JURÍDICO Y NORMAS	88
ORIENTACIONES PARA LOS PROFESIONALES	90
DERECHOS E INFORMACIÓN DEL PACIENTE	91
GASTOS DE TRATAMIENTO	93
AUTOTRATAMIENTO	94

CAPÍTULO 10: PERSPECTIVAS DE FUTURO — 97

INVESTIGACIÓN ACTUAL Y EVOLUCIÓN FUTURA	97
TECNOLOGÍAS INNOVADORAS Y NUEVOS ENFOQUES	99

CONCLUSIÓN — 102

Prólogo

El tema de la reducción de la grasa ha cobrado cada vez más importancia en las últimas décadas, debido principalmente a la creciente concienciación de la sociedad sobre la salud y el bienestar.

Con el aumento de la prevalencia del sobrepeso y la obesidad observado tanto en los países desarrollados como en los que están en vías de desarrollo, crece la preocupación por los riesgos sanitarios asociados, como las enfermedades cardiacas, la diabetes, la hipertensión arterial y algunos tipos de cáncer. Esta evolución ha provocado un aumento de la demanda de métodos eficaces de reducción de peso y grasa.

Además, el ideal estético de un cuerpo delgado desempeña un papel importante en los medios de comunicación y la cultura popular, lo que ha aumentado el interés por la reducción de grasa no sólo por motivos de salud, sino también estéticos. Los avances de la medicina y la tecnología también han hecho posibles métodos nuevos y más eficaces de reducción de grasa, mediante procedimientos quirúrgicos y no quirúrgicos. Estos avances han aumentado la accesibilidad y la variedad de opciones de tratamiento, lo que hace que el tema sea aún más relevante. A esto hay que añadir la creciente concienciación sanitaria y la voluntad de muchas personas de invertir en su salud y su aspecto, lo que aumenta aún más la importancia de la reducción de grasa.

Además de los métodos mínimamente invasivos, existen diversos enfoques para la reducción de grasa que difieren en su intensidad, mecanismo de acción y recursos necesarios. Los métodos tradicionales y básicos incluyen cambios en la dieta y ejercicio, que se consideran las piedras angulares de cualquier estrategia de pérdida de peso. Una dieta restringida en calorías y equilibrada, rica en nutrientes pero baja en exceso de calorías y grasas poco saludables, desempeña un papel importante en la reducción de la grasa corporal. Dietas como la mediterránea, la baja en carbohidratos o los planes de alimentación ricos en proteínas son muy populares, pero la clave suele estar en introducir cambios a largo plazo en los hábitos alimentarios que sean sostenibles y realistas. Muchos fracasan aquí y buscan ayuda médica.

La actividad física regular, incluido el ejercicio aeróbico como correr, nadar o montar en bicicleta y el entrenamiento de fuerza, ayuda a quemar calorías y a aumentar la masa muscular, lo que a su vez incrementa la tasa metabólica basal y, por tanto, la capacidad del organismo para quemar grasas de forma más eficiente.

Además de la dieta y el ejercicio, los cambios de comportamiento son un aspecto importante de la reducción de grasa. Se trata de trabajar los hábitos que contribuyen a controlar el peso, como seguir un plan de comidas, evitar la alimentación emocional y fijarse objetivos realistas. A veces, el apoyo de un dietista, un psicólogo o un entrenador para adelgazar resulta útil para fomentar y mantener estos cambios de comportamiento.

Para algunas personas, puede ser necesaria la intervención médica si otros métodos no han tenido éxito o si existen problemas de salud. Esto puede incluir el uso de medicamentos recetados para perder peso que suprimen el apetito o reducen la absorción de grasa en el intestino. Estos medicamentos suelen estar destinados a personas con un IMC elevado y riesgos adicionales para la salud, y deben tomarse bajo supervisión médica.

En algunos casos, sobre todo en casos de obesidad extrema y problemas de salud asociados, puede considerarse la cirugía bariátrica. Estos procedimientos quirúrgicos incluyen el bypass gástrico, la gastrectomía en manga o la banda gástrica. Estos procedimientos reducen el tamaño del estómago o alteran el tubo digestivo, con lo que se consigue una pérdida de peso significativa. Sin embargo, requieren un compromiso a largo plazo con cambios en el estilo de vida y un seguimiento médico regular.

Este libro trata de los procedimientos mínimamente invasivos, que suelen ser populares porque prometen resultados rápidos y su realización es relativamente fácil y sin riesgos. Esta guía examinará si esto es así.

París, 17.12.2023

Los autores

Introducción

Definición de métodos mínimamente invasivos

Los métodos mínimamente intensivos de reducción de grasa se refieren a procedimientos que requieren una intervención mínima en el cuerpo y suelen asociarse a riesgos o efectos secundarios mínimos. Estos métodos están diseñados para reducir los depósitos de grasa localizados sin necesidad de una intervención quirúrgica extensa, como ocurre con la liposucción tradicional. Ofrecen una opción atractiva para las personas que buscan una solución eficaz pero menos invasiva para la reducción de grasa.

En esencia, los métodos mínimamente intensivos se basan en el principio de tratar las células adiposas en zonas específicas del cuerpo sin afectar a las estructuras circundantes, como la piel, los músculos o el tejido interno. Para ello se utilizan diversas tecnologías, que afectan a las células adiposas de distintas maneras. Algunos métodos utilizan frío (criolipólisis), otros calor (terapia láser o radiofrecuencia) o sustancias químicas (lipólisis por inyección) para romper las células grasas. El objetivo es influir en las células adiposas de forma que el organismo las reconozca como productos de desecho y las descomponga y excrete de forma natural.

Una gran ventaja de estos métodos es que suelen realizarse en régimen ambulatorio y requieren poco o ningún tiempo de recuperación. A menudo, los pacientes pueden reincorporarse a sus actividades normales inmediatamente después del tratamiento. Esta es una gran diferencia con respecto a los procedimientos quirúrgicos invasivos, que suelen implicar un periodo de recuperación más largo y un mayor riesgo de complicaciones.

Aunque los métodos mínimamente invasivos se consideran seguros y son eficaces en muchos casos, los resultados suelen ser más sutiles y menos visibles de inmediato que con procedimientos más invasivos.

Evolución histórica

El desarrollo histórico y las tendencias modernas de los métodos mínimamente intensivos de reducción de grasa reflejan los continuos avances de la tecnología médica y el creciente interés por los tratamientos estéticos.

Originalmente, los métodos de reducción de grasa eran muy invasivos y se limitaban en gran medida a procedimientos quirúrgicos como la liposucción, que se popularizó en la década de 1970. La liposucción, a menudo denominada lipoaspiración, es un procedimiento quirúrgico de medicina estética cuyo objetivo es reducir los depósitos de grasa en diversas partes del cuerpo. El proceso consiste en introducir una pequeña cánula, conectada a un dispositivo de vacío, a través de pequeñas incisiones en la piel para eliminar el exceso de grasa del cuerpo. Esta técnica permite tratar zonas con depósitos de grasa rebeldes que no suelen responder a la dieta ni al ejercicio, como el abdomen, las caderas, los muslos o la espalda.

La liposucción no se concibe como un método de pérdida de peso, sino como una opción de contorno corporal. Es ideal para las personas que están cerca de su peso corporal ideal, pero quieren cambiar ciertas áreas de exceso de grasa.

Aunque se trata de un procedimiento relativamente seguro, existen riesgos asociados a la liposucción, como a cualquier intervención quirúrgica. Entre ellos se incluyen complicaciones como infecciones, hemorragias, entumecimiento o contornos desiguales. La liposucción se ha convertido en una de las cirugías estéticas más populares y frecuentes en todo el mundo, ya que ofrece resultados eficaces e inmediatamente visibles en el contorno corporal. Sin embargo, es un procedimiento físico serio, a diferencia de los métodos mínimamente invasivos.

La liposucción revolucionó la medicina estética por su capacidad para eliminar grandes cantidades de grasa, pero estaba asociada a riesgos como la infección, un largo periodo de recuperación y posibles irregularidades en la piel. Con el tiempo, ha ido creciendo la necesidad de alternativas más seguras y menos invasivas que impliquen menos tiempo de inactividad y un menor riesgo de complicaciones.

A finales de la década de 1990 y principios de la de 2000, esto condujo al desarrollo y la introducción de tecnologías que permitían reducir la grasa sin intervención quirúrgica. Estas innovaciones marcaron el inicio de la era de los métodos de reducción de grasa mínimamente invasivos.

La atención se ha desplazado cada vez más hacia los tratamientos que actúan sobre depósitos de grasa específicos, dejando intactos la piel y el tejido circundantes. Los avances en la tecnología láser y criogénica permitieron procedimientos como la lipólisis láser y la criolipólisis, que matan selectivamente las células grasas mediante la aplicación controlada de calor o frío. Estos métodos ofrecían una solución eficaz para reducir la grasa en zonas concretas y se popularizaron rápidamente, ya que prometían mejorar el aspecto sin necesidad de recurrir a la liposucción quirúrgica.

En los últimos años, los métodos mínimamente intensivos han evolucionado significativamente y ahora incluyen una serie de tecnologías, como tratamientos de radiofrecuencia, terapias de ultrasonidos y terapias de inyección que utilizan compuestos especiales para disolver las células grasas. Estas innovaciones han ampliado las opciones de tratamiento y ofrecen soluciones personalizadas para distintas zonas del cuerpo y tipos de grasa.

Las últimas tendencias en este campo se centran en combinar distintas tecnologías para lograr efectos sinérgicos y mejorar los resultados. También se presta cada vez más atención a los tratamientos que, además de reducir la grasa, reafirman la piel para lograr un resultado estético holístico. La investigación también se centra en seguir mejorando la seguridad y eficacia de los procedimientos y en hacer que los resultados de los tratamientos sean más predecibles y coherentes.

Junto a estos avances tecnológicos, también ha aumentado la concienciación sobre la importancia de un estilo de vida saludable para complementar estos procedimientos. Esto incluye una dieta equilibrada y ejercicio regular para optimizar y mantener los resultados.

En resumen, los métodos mínimamente intensivos de reducción de grasa han evolucionado desde los enfoques puramente quirúrgicos a una variedad de soluciones tecnológicas e innovadoras. Ofrecen a los pacientes opciones seguras, eficaces y personalizadas para el contorno corporal y reflejan la continua evolución de la medicina estética.

Importancia para la medicina estética

La importancia de los métodos mínimamente invasivos de reducción de grasa para la medicina estética refleja tanto los cambios en el comportamiento de los consumidores como los avances de la tecnología médica.

Estos métodos han ampliado significativamente el espectro de los tratamientos estéticos y han provocado un cambio de paradigma en la forma de abordar el contorno corporal y la reducción de grasa.

En el pasado, los procedimientos estéticos para la reducción de grasa se asociaban casi exclusivamente a los procedimientos quirúrgicos invasivos descritos anteriormente, como la liposucción, que, aunque eficaces, también se asociaban a riesgos considerables y a un tiempo de recuperación más largo. Sin embargo, con la llegada de las técnicas mínimamente invasivas, el campo ha cambiado significativamente. Estos métodos ofrecen una alternativa más segura y menos invasiva a los pacientes que desean reducir la grasa de determinadas zonas sin tener que someterse a una anestesia general o a una cirugía extensa. Esto ha hecho que la medicina estética sea accesible a un mayor número de pacientes.

Otro aspecto importante es la individualización del tratamiento. Los métodos mínimamente invasivos permiten un tratamiento muy específico y adaptado a las necesidades y deseos de cada paciente. Ahora los médicos pueden ofrecer tratamientos adaptados al contorno corporal y los objetivos estéticos de cada paciente, lo que aumenta su satisfacción.

Además, el desarrollo de estos métodos ha llevado a la medicina estética a la vanguardia de una sociedad más consciente de la salud y orientada a la forma física. Dado que estas técnicas son menos invasivas y suelen requerir un tiempo de inactividad mínimo o nulo, encajan bien con un estilo de vida moderno que hace hincapié en la mínima interrupción. A menudo, los pacientes pueden reanudar sus actividades habituales casi inmediatamente después del tratamiento, lo que aumenta aún más el atractivo de estos procedimientos.

La inclusión de métodos mínimamente invasivos de reducción de grasa también ha ampliado la gama de opciones de tratamiento estético. Ya no se trata sólo de eliminar la grasa no deseada, sino también de afinar y mejorar los contornos del cuerpo. La posibilidad de lograr cambios sutiles pero significativos ha dado lugar a una nueva concepción de la estética corporal que se centra en la optimización y el realce más que en los cambios radicales.

La medicina estética también ha evolucionado hacia un enfoque más holístico gracias a las técnicas mínimamente invasivas. Estos métodos suelen considerarse parte de un plan más amplio de contorno corporal que también puede incluir dieta, ejercicio y, a veces, apoyo psicológico. Este enfoque integrador refleja una comprensión más profunda de que la verdadera estética se consigue no sólo mediante la intervención médica, sino a través de una interacción de bienestar físico, mental y emocional.

Por último, la popularidad de los métodos mínimamente invasivos de reducción de grasa ha impulsado la investigación y el desarrollo en medicina estética. La búsqueda constante de opciones de tratamiento más eficaces, seguras y cómodas impulsa la innovación, lo que da lugar a mejoras constantes de las tecnologías y las técnicas. Esto, a su vez, contribuye a elevar continuamente los estándares de la medicina estética y a mantener el campo abierto a futuros avances.

Capítulo 1: Fundamentos de la reducción de grasa

Anatomía y fisiología del tejido adiposo

El tejido adiposo, también conocido como tejido adiposo, desempeña un papel importante en la anatomía y fisiología humanas. Es más que un simple almacén de energía; actúa como un importante órgano endocrino (= liberador de hormonas) que influye en numerosas funciones corporales.

Anatómicamente, el tejido adiposo está distribuido por todo el cuerpo. Existen dos tipos principales de tejido adiposo: el tejido adiposo blanco (WAT) y el tejido adiposo marrón (BAT). El tejido adiposo blanco es el más abundante en el cuerpo humano y es el principal responsable del almacenamiento de energía. Almacena el exceso de calorías en grandes gotas de grasa que se almacenan en las células. Estas células grasas, o adipocitos, pueden aumentar de tamaño cuando se gana peso y disminuir cuando se pierde. La grasa blanca también sirve como aislante y relleno de órganos y tejidos y contribuye a la regulación hormonal.

La grasa parda, por su parte, se encuentra principalmente en los lactantes y desempeña un papel crucial en la producción de calor. Contiene numerosas gotitas de grasa más pequeñas y un elevado número de mitocondrias, que le confieren su característico color marrón.

Estas mitocondrias permiten convertir la grasa en calor, un proceso conocido como termogénesis. La grasa parda es menos frecuente en los adultos, pero investigaciones recientes sugieren que también puede desempeñar un papel en la regulación del peso corporal.

A nivel fisiológico, el tejido adiposo es responsable de la producción de varias hormonas y citoquinas que influyen en diversas funciones corporales. Una de estas hormonas es la leptina, que desempeña un papel clave en la regulación del hambre y los niveles de energía. La leptina es segregada por las células adiposas y envía señales al cerebro de que se ha almacenado suficiente energía, reduciendo así la sensación de hambre.

El tejido adiposo también interviene en la producción de adiponectina, una hormona que influye en la sensibilidad a la insulina y el metabolismo de las grasas. Los niveles bajos de adiponectina se asocian con la resistencia a la insulina y la diabetes de tipo 2. Además, el tejido adiposo también produce mediadores inflamatorios que pueden desempeñar un papel en la inflamación crónica y la obesidad.

Curiosamente, el tejido adiposo también influye en el metabolismo de otras sustancias del organismo, como los esteroides, y participa en la conversión de las hormonas esteroideas.

La distribución del tejido adiposo en el cuerpo varía según el sexo, lo que puede explicar en parte los diferentes patrones de problemas de salud en hombres y mujeres.

En las mujeres, el tejido adiposo tiende a concentrarse más alrededor de las caderas, los muslos y el pecho, mientras que en los hombres tiende a acumularse en la zona abdominal.

Causas y distribución de la grasa corporal

Las causas y la distribución de la grasa corporal en el cuerpo humano dependen de diversos factores. Estos van desde aspectos genéticos e influencias hormonales hasta factores relacionados con el estilo de vida, como la dieta y el ejercicio.

La genética desempeña un papel importante a la hora de determinar dónde y cómo almacena grasa el cuerpo. Algunas personas están genéticamente predispuestas a almacenar grasa en determinadas zonas del cuerpo, como el abdomen, las caderas o los muslos. Esta predisposición genética también influye en lo fácil o difícil que le resulta a una persona perder o ganar peso. Los estudios han demostrado que la distribución de la grasa corporal y la tendencia al sobrepeso o la obesidad pueden heredarse en las familias.

Las hormonas también influyen mucho en la distribución de la grasa. Hormonas como la insulina, el cortisol, los estrógenos y los andrógenos afectan al modo en que el cuerpo almacena y libera grasa. Por ejemplo, la insulina favorece el almacenamiento de grasa, especialmente en la zona abdominal. El cortisol, a menudo conocido como la "hormona del estrés", puede provocar la acumulación de grasa en la zona abdominal si sus niveles son elevados a largo plazo. Las hormonas específicas del sexo, como el estrógeno y la testosterona, también influyen en la distribución de la grasa: las mujeres tienden a almacenar más grasa alrededor de las caderas, los muslos y las nalgas, como se muestra, mientras que los hombres tienden a tener más grasa abdominal.

La dieta y el estilo de vida son otros factores. Una dieta rica en calorías y pobre en nutrientes, combinada con un estilo de vida sedentario, suele provocar un aumento de la grasa corporal. El exceso de calorías, especialmente las procedentes del azúcar y las grasas saturadas, se almacenan en forma de grasa. La cantidad y el tipo de alimentos consumidos y la frecuencia de las comidas también pueden influir en la forma en que el cuerpo almacena y metaboliza la grasa.

La falta de ejercicio es otro factor clave. La actividad física regular no sólo ayuda a quemar calorías, sino que también influye en los niveles hormonales y mejora la sensibilidad a la insulina, lo que a su vez puede influir en la distribución de la grasa.

La edad y el sexo también son determinantes importantes de la distribución de la grasa. Con la edad, la composición corporal cambia: la proporción de músculo disminuye y la de grasa puede aumentar. En las mujeres, la distribución de la grasa cambia después de la menopausia, con una tendencia al aumento de la grasa abdominal, que se debe en parte a cambios hormonales.

Los factores psicológicos, como el estrés y la falta de sueño, también pueden influir. El estrés crónico y la falta de sueño pueden provocar desequilibrios hormonales que afectan al almacenamiento de grasa y al apetito.

En resumen, la distribución y acumulación de grasa corporal es el resultado de una compleja interacción de factores genéticos, hormonales, de estilo de vida y ambientales. Comprender estos mecanismos es fundamental para desarrollar estrategias eficaces de control del peso y remodelación corporal.

Diferencias entre la reducción de grasa mínimamente invasiva y la quirúrgica

Las diferencias entre la reducción de grasa mínimamente invasiva y la quirúrgica son significativas tanto en lo que respecta a las técnicas de procedimiento como a los aspectos clínicos y relacionados con el paciente. Estas diferencias se manifiestan en diversos ámbitos, desde la invasividad de los procedimientos y los tiempos de recuperación hasta los resultados y riesgos esperados.

La reducción quirúrgica de la grasa, en particular la liposucción, es un método quirúrgico en el que las células grasas se eliminan físicamente del cuerpo. Estos procedimientos suelen ser más agresivos e invasivos, ya que requieren una intervención quirúrgica que suele realizarse bajo anestesia general. La liposucción, por ejemplo, implica la inserción de cánulas bajo la piel para succionar las células grasas. Estos procedimientos pueden eliminar una cantidad considerable de grasa y lograr así cambios significativos en el contorno corporal. Sin embargo, el periodo de recuperación tras la reducción quirúrgica de grasa suele ser más largo y puede asociarse a dolor, hinchazón y hematomas. También existe un mayor riesgo de complicaciones como infecciones, hemorragias o contornos desiguales.

Por otra parte, los métodos mínimamente invasivos de reducción de grasa utilizan distintas tecnologías para destruir las células adiposas o reducir su tamaño sin necesidad de grandes incisiones ni anestesia general. Ejemplos de estas técnicas son la criolipólisis, la lipólisis láser, la terapia de radiofrecuencia y la lipólisis por inyección. Estos procedimientos suelen ser menos dolorosos y conllevan menos riesgos y efectos secundarios. El tiempo de recuperación suele ser más corto y los pacientes a menudo pueden reanudar sus actividades normales inmediatamente después del tratamiento. Sin embargo, los resultados suelen ser más sutiles y menos visibles de inmediato que con los métodos quirúrgicos. A menudo son necesarias varias sesiones de tratamiento para lograr los efectos deseados.

Otra diferencia clave radica en la forma en que se consiguen los resultados. Mientras que los métodos quirúrgicos ofrecen resultados inmediatos mediante la eliminación de las células grasas, las técnicas mínimamente invasivas actúan de forma gradual fomentando la descomposición natural de las células grasas por parte del organismo. Esto conduce a una reducción gradual y de aspecto más natural del tejido graso a lo largo de semanas o meses.

Un aspecto importante a la hora de elegir entre métodos mínimamente invasivos y quirúrgicos son los objetivos del paciente. Los procedimientos quirúrgicos son más adecuados para cambios extensos, mientras que los métodos mínimamente invasivos son ideales para retoques finos y un contorno corporal moderado. Además, las técnicas mínimamente invasivas suelen ser la opción preferida para las personas que buscan reducir la grasa sin el tiempo de inactividad y los riesgos de la cirugía.

En general, ambos enfoques son herramientas valiosas en medicina estética, pero difieren significativamente en cuanto a invasividad, tiempo de recuperación, riesgos, resultados del tratamiento y método de aplicación. La decisión a favor de uno u otro procedimiento depende de los objetivos individuales del paciente, su estado de salud y sus preferencias personales.

Panorama de los métodos mínimamente invasivos

Los métodos no invasivos de reducción de grasa han progresado considerablemente en los últimos años y ahora ofrecen una amplia gama de opciones para el contorno corporal sin necesidad de intervención quirúrgica. Estas técnicas se basan en distintos principios físicos para reducir o destruir las células grasas. Resultan especialmente atractivas porque suelen requerir poco o ningún tiempo de inactividad y ofrecen un bajo riesgo de efectos secundarios.

Una de las técnicas no invasivas más conocidas es la criolipólisis, también conocida como CoolSculpting. Este procedimiento utiliza el enfriamiento controlado para sobreenfriar específicamente las células grasas y provocar su muerte. Las células adiposas tratadas se descomponen y se excretan a través de los procesos metabólicos naturales del organismo. La criolipólisis es especialmente eficaz para los depósitos de grasa localizados y suele utilizarse en zonas como el abdomen, los muslos y los flancos.

Otro método popular es la lipólisis láser, que utiliza energía láser para calentar y destruir las células grasas. A diferencia de la criolipólisis, que utiliza frío, la lipólisis láser utiliza calor. Este método también puede ayudar a tensar la piel estimulando la producción de colágeno y elastina.

Las terapias de radiofrecuencia utilizan energía de alta frecuencia para generar calor en las capas más profundas de la piel. Este calor puede dañar las células grasas al tiempo que favorece el estiramiento de la piel. La radiofrecuencia suele utilizarse en combinación con otras técnicas, como el masaje o la luz infrarroja, para aumentar su eficacia.

La terapia con ultrasonidos es otra opción no invasiva. Este método utiliza ondas sonoras de alta intensidad para destruir las células grasas. La terapia por ultrasonidos es especialmente conocida por su precisión y permite el tratamiento específico de zonas concretas del cuerpo.

Además de estos procedimientos basados en la energía, también existen métodos mecánicos como la masoterapia, que a menudo se utiliza en combinación con otras tecnologías para favorecer el drenaje linfático y favorecer la descomposición de las células grasas.

Además de estas técnicas, también existe una variedad de cremas y lociones tópicas que afirman ayudar a reducir la grasa. Estos productos suelen contener ingredientes destinados a aumentar la circulación en las zonas tratadas o a promover la quema de grasa. Aunque algunos usuarios informan de resultados positivos, el respaldo científico a la eficacia de estos tratamientos tópicos suele ser limitado.

Capítulo 2: Preparación

Elegir el proceso adecuado

La elección del procedimiento adecuado para los métodos no invasivos de reducción de grasa es un proceso ascendente que debe tener en cuenta varios factores importantes. En esta decisión influyen mucho los objetivos individuales, las características físicas, el historial médico y las preferencias personales. Un conocimiento exhaustivo de las distintas opciones disponibles y de sus modos de acción específicos es esencial para tomar una decisión informada.

En primer lugar, es importante definir claramente **sus propios objetivos y expectativas.** Por lo general, los métodos no invasivos son más adecuados para las personas que buscan una reducción moderada de la grasa en zonas concretas que una pérdida de peso total. Estos métodos son ideales para tratar depósitos de grasa rebeldes que no responden a la dieta ni al ejercicio. Los pacientes deben tener expectativas realistas en cuanto a los resultados, ya que los métodos no invasivos suelen producir cambios más sutiles que los procedimientos quirúrgicos.

Analizar las zonas concretas del cuerpo que se van a tratar es otro paso importante. Según la zona del cuerpo, las distintas tecnologías pueden ser más o menos eficaces. Por ejemplo, la criolipólisis puede ser muy adecuada para la grasa abdominal, mientras que la terapia de ultrasonidos puede lograr mejores resultados en los muslos.

También deben tenerse en cuenta los **antecedentes médicos** y el estado de salud. Ciertas afecciones preexistentes o condiciones de salud pueden afectar a la idoneidad para determinados procedimientos de reducción de grasa. Por ejemplo, las personas con ciertas afecciones o sensibilidades cutáneas pueden ser menos aptas para los procedimientos que utilizan calor o frío. Más información al respecto más adelante.

También es importante conocer las distintas tecnologías disponibles y sus respectivas **ventajas e inconvenientes. Por** ejemplo, la criolipólisis funciona congelando las células grasas, lo que produce una reducción gradual del tejido adiposo a lo largo de semanas o meses. La lipólisis láser, por su parte, utiliza energía térmica para romper las células adiposas, lo que también puede dar lugar a un cierto estiramiento de la piel. Cada método tiene sus características específicas y la elección debe basarse en lo que mejor se adapte a las necesidades y expectativas individuales.

La disponibilidad y el acceso a las tecnologías también son consideraciones pertinentes. Algunos procedimientos pueden no estar disponibles en todas las clínicas o regiones geográficas. Además, el **coste** de los distintos métodos varía considerablemente, lo que también debe tenerse en cuenta en el proceso de toma de decisiones.

En última instancia, es esencial una consulta profesional con un especialista cualificado. Un médico con experiencia puede realizar una evaluación exhaustiva, formular recomendaciones específicas y ayudar a obtener una imagen clara de los resultados esperados y el curso general del tratamiento. Esta experiencia es esencial para tomar una decisión informada y segura.

Entrevista de asesoramiento

La consulta sirve de base para el éxito del tratamiento al garantizar que las expectativas del paciente y las opciones de tratamiento coinciden. La consulta ofrece la oportunidad de realizar una evaluación exhaustiva y permite al médico o al terapeuta elaborar un plan de tratamiento personalizado adaptado a las necesidades y objetivos específicos del paciente.

Durante la consulta, el médico indagará minuciosamente sobre el historial médico del paciente, incluidas enfermedades previas, estado de salud actual y cualquier medicación. Esta información es crucial para identificar posibles riesgos o contraindicaciones para determinados procedimientos de reducción de grasa. Por ejemplo, algunos problemas de salud, como enfermedades cutáneas o trastornos hemorrágicos, pueden excluir algunas opciones de tratamiento.

Además, la consulta permite hablar abiertamente de los objetivos estéticos del paciente. El médico puede hacer preguntas para saber exactamente qué zonas del cuerpo desea cambiar el paciente y qué tipo de resultados espera. Esta conversación ayuda a establecer expectativas realistas. Los métodos no invasivos suelen ofrecer resultados más sutiles que los procedimientos quirúrgicos, y es importante que los pacientes lo comprendan y ajusten sus expectativas en consecuencia.

Otro aspecto importante de la consulta es la explicación de las distintas opciones de tratamiento disponibles. El médico explicará detalladamente el funcionamiento de las distintas tecnologías, sus ventajas e inconvenientes, la duración prevista del tratamiento, el número de sesiones necesarias y los posibles efectos secundarios. Esta información ayudará al paciente a tomar una decisión informada sobre el tratamiento.

La consulta también ofrece la oportunidad de aclarar dudas y discutir preocupaciones. Los pacientes pueden hacer preguntas sobre costes, duración, tiempo de recuperación, cuidados postratamiento y resultados a largo plazo. Un paciente bien informado tiene más probabilidades de participar activamente en la toma de decisiones y el proceso de tratamiento.

Por último, es posible que durante la consulta el médico insista en la importancia de llevar un estilo de vida saludable. Aunque los métodos no invasivos de reducción de grasa pueden ser eficaces, lo son más cuando se combinan con una dieta equilibrada y ejercicio regular. Este enfoque holístico ayuda a maximizar y mantener los resultados del tratamiento a largo plazo.

En general, la consulta es una parte esencial del proceso de reducción de grasa no invasiva. Sienta las bases del éxito del tratamiento al garantizar que tanto el paciente como el profesional coinciden en los objetivos, las expectativas y el plan de tratamiento.

Requisitos médicos y contraindicaciones

Los requisitos médicos y las contraindicaciones también son aspectos clave a la hora de evaluar la idoneidad de los procedimientos no invasivos de reducción de grasa. La consideración de estos factores es importante para garantizar la seguridad y eficacia del tratamiento.

Cuando se utilizan métodos no invasivos para la reducción de grasa, es importante comprobar si los pacientes cumplen determinados **requisitos médicos para** lograr resultados óptimos y minimizar el riesgo de complicaciones.

Un buen estado general de salud es fundamental. Lo ideal es que los pacientes no padezcan enfermedades graves, ya que éstas podrían aumentar el riesgo de complicaciones durante o después del tratamiento.

También es importante que los pacientes tengan expectativas realistas del tratamiento. Los métodos no invasivos de reducción de grasa están diseñados principalmente para reducir los depósitos moderados de grasa en zonas específicas y no deben considerarse un sustituto de los programas completos de pérdida de peso. Estos tratamientos son más eficaces cuando el paciente tiene un peso corporal relativamente estable. Las fluctuaciones importantes de peso pueden afectar a la eficacia a largo plazo del tratamiento, por lo que deben evitarse.

El estado de la piel también desempeña un papel importante. Una piel sana, sin infecciones activas, heridas o enfermedades cutáneas graves en la zona objeto del tratamiento, es esencial para minimizar los riesgos y favorecer la cicatrización. Una elasticidad suficiente de la piel también es beneficiosa para evitar la flacidez cutánea no deseada tras la reducción de grasa. Esto ayuda a mejorar los resultados estéticos y a mantener la piel firme y tersa.

Al planificar tratamientos no invasivos de reducción de grasa, también es esencial tener en cuenta **las posibles contraindicaciones para** garantizar la seguridad del paciente y minimizar el riesgo de complicaciones.

Los pacientes con **enfermedades crónicas graves**, como enfermedades cardiovasculares, hepáticas o renales, deben ser tratados con precaución, ya que estas afecciones pueden aumentar el riesgo de complicaciones. Los trastornos de la coagulación de la sangre, como la hemofilia o el uso de anticoagulantes, también aumentan el riesgo de hemorragia, lo que debe tenerse en cuenta al planificar los procedimientos.

Las mujeres embarazadas y lactantes deben evitar los procedimientos no invasivos de reducción de grasa, ya que no están claros los efectos sobre el feto o el lactante. Las afecciones cutáneas activas como el eczema, la psoriasis o las infecciones en la zona de tratamiento también pueden ser contraindicaciones, ya que podrían agravarse con el procedimiento.

Los pacientes **con dispositivos médicos implantados, como** marcapasos o desfibriladores, deben evitar determinados procedimientos, sobre todo los que utilizan energía eléctrica o magnética. La situación es similar con los implantes metálicos en la zona de tratamiento, que pueden ser problemáticos en procedimientos como la terapia de radiofrecuencia.

Los trastornos endocrinos, como una tiroides hiperactiva o hipoactiva, también pueden afectar a los resultados y deben estabilizarse antes del tratamiento. Los pacientes que se hayan sometido a intervenciones quirúrgicas recientes, especialmente en la zona del tratamiento previsto, pueden tener que esperar a recuperarse por completo antes de plantearse una reducción de grasa no invasiva.

Debe tenerse precaución si hay un **cáncer activo** o antecedentes de cáncer en la zona de tratamiento, y estos pacientes suelen quedar excluidos del tratamiento. También deben tenerse en cuenta las alergias o intolerancias a las sustancias utilizadas en determinados tratamientos, como la lipólisis inyectable. Además, ciertas enfermedades autoinmunes pueden aumentar el riesgo de efectos secundarios.

Por lo tanto, un examen médico y una historia clínica exhaustivos son esenciales para garantizar que el paciente es apto para el tratamiento. Es importante que los pacientes revelen toda la información médica pertinente para poder tomar una decisión informada sobre la idoneidad del tratamiento. Esta evaluación exhaustiva ayuda a minimizar el riesgo y maximizar la seguridad y eficacia del tratamiento.

Objetivo realista

La gestión de las expectativas y el establecimiento de objetivos realistas son elementos fundamentales en la planificación y aplicación de los procedimientos no invasivos de reducción de grasa. Desempeñan un papel crucial en la satisfacción del paciente y el éxito del tratamiento. Establecer correctamente las expectativas y comunicar con claridad lo que se puede conseguir de forma realista evita decepciones y malentendidos.

En primer lugar, es importante que los pacientes comprendan que los métodos no invasivos de reducción de grasa están pensados para un contorno corporal moderado y específico, y no como un medio para perder peso o un sustituto de un estilo de vida saludable. Estos procedimientos son más adecuados para tratar los depósitos de grasa rebelde que no responden a la dieta y el ejercicio, no para la pérdida de peso total.

También hay que informar a los pacientes de que los resultados no son visibles inmediatamente. A diferencia de los procedimientos quirúrgicos, en los que la grasa se elimina físicamente, los métodos no invasivos tardan en producir cambios visibles. El organismo necesita tiempo para descomponer y eliminar de forma natural las células adiposas tratadas. Dependiendo del método y del metabolismo individual del paciente, esto puede llevar semanas o incluso meses.

Otro componente importante de la gestión de expectativas es comprender que pueden ser necesarias varias sesiones de tratamiento para lograr los resultados deseados. Mientras que algunos pacientes pueden obtener resultados satisfactorios tras una sola sesión, otros pueden necesitar sesiones adicionales para lograr las mejoras deseadas.

Además, es fundamental informar a los pacientes de que los resultados de la reducción de grasa no suelen ser permanentes si no se acompañan de un estilo de vida saludable. Una dieta equilibrada y ejercicio regular son esenciales para mantener los resultados del tratamiento y evitar la reacumulación de grasa.

Los pacientes también deben ser informados de los posibles efectos secundarios y riesgos de los distintos métodos de tratamiento. Aunque los procedimientos no invasivos suelen considerarse seguros y entrañan menos riesgos que los quirúrgicos, pueden producir efectos secundarios como enrojecimiento, hinchazón, hematomas o molestias en la zona tratada.

Capítulo 3: Lipólisis inyectable (inyección para eliminar la grasa)

La lipólisis inyectable, también conocida como inyecciones para eliminar la grasa, es un método mínimamente invasivo reconocido para reducir los depósitos de grasa localizados. El mecanismo de acción y las sustancias utilizadas en este procedimiento se basan en la destrucción selectiva de las células grasas mediante sustancias químicas.

Abrasión para retirar las jeringuillas

No hay que confundirlos con los fármacos conocidos comúnmente como inyecciones adelgazantes, como Ozempic (principio activo semaglutida), Wegovy, Saxenda, Contrave y otros. Éstos no forman parte de las medidas mínimamente invasivas para la reducción de grasa en medicina estética.

Ozempic es un medicamento desarrollado originalmente para el tratamiento de la diabetes de tipo 2. Pertenece a la clase de los agonistas de los receptores GLP-1 y actúa aumentando la secreción de insulina y reduciendo los niveles de glucagón, lo que mejora el control de la glucemia.

Más recientemente, también se ha hablado del Ozempic en el contexto de la pérdida de peso en general, ya que puede reducir la sensación de hambre y, por tanto, llevar a una menor ingesta de calorías. Sin embargo, es importante subrayar que Ozempic es principalmente un medicamento para el tratamiento de la diabetes y cualquier uso para el control de peso debe realizarse estrictamente bajo supervisión médica. La administración de este medicamento representa una interferencia significativa para la salud.

Por otro lado, la reducción de grasa mínimamente invasiva en medicina estética suele referirse a procedimientos físicos como la lipólisis por inyección, los tratamientos con láser o la criolipólisis, cuyo objetivo es reducir o eliminar directamente las células grasas. Ozempic etc. no pertenece a esta categoría y, por lo tanto, no debe considerarse un sustituto de los procedimientos de reducción de grasa mínimamente invasivos establecidos.

Diferenciación de la botella de limón Jab

En los últimos seis meses, "Lemon Bottle" se ha convertido en un tema muy debatido en el ámbito de la medicina estética en el mundo anglosajón, sobre todo en plataformas en línea como TikTok, donde ha acumulado millones de visitas. Lemon Bottle, que se comercializa como una innovadora inyección que disuelve la grasa y se promociona como más eficaz y segura que otros productos, ha ganado muchos seguidores y se promociona en las redes sociales, Facebook Marketplace, Instagram, etc. Lemon Bottle se comercializa como producto cosmético y puede adquirirse libremente en línea en el Reino Unido, por ejemplo.

Fabricado por Sid Medicos en Seúl (Corea del Sur), Lemon Bottle afirma ser más potente que otras inyecciones disolventes de grasa. Mientras que los productos de la competencia se basan en sustancias de eficacia probada, como el ácido desoxicólico, Lemon Bottle se elabora con ingredientes como la bromelina, la riboflavina y la lecitina. Al inyectarlos en las zonas de grasa rebelde, convierten las células adiposas en ácidos grasos que se eliminan de forma natural. Hay pruebas de que la eficacia de la bromelina, uno de los ingredientes, se basa en estudios con modelos celulares de ratón y no está claro si estos resultados pueden trasladarse a los seres humanos.

El estatus legal de Lemon Bottle como producto cosmético en el Reino Unido, en lugar de producto sanitario, significa que no está sujeto a las mismas pruebas de seguridad rigurosas que se exigen a los productos sanitarios. Este estatus también permite que el producto sea administrado por profesionales no sanitarios que no estén sujetos a supervisión profesional, o que sea autoadministrado.

Dada la falta de claridad sobre los beneficios y riesgos a largo plazo de Lemon Bottle, un producto nuevo que no ha sido probado científicamente ni de forma independiente, desaconsejamos su uso en este momento.

En la Unión Europea, los productos que se utilizan para reducir la grasa y se administran mediante inyección están sujetos de todos modos a estrictos requisitos normativos. Según la legislación de la UE, en general no se permitiría la venta libre de estos productos, sobre todo si están clasificados como medicamentos o productos sanitarios.

Los productos que se inyectan y tienen un efecto farmacológico, inmunológico o metabólico en el organismo se clasifican como medicamentos en la UE. Deben ser autorizados por las autoridades competentes, como la Agencia Europea de Medicamentos (EMA). Esta autorización exige pruebas de seguridad, eficacia y calidad mediante estudios y ensayos clínicos. Nada de esto está disponible actualmente para el Jabón de Botella de Limón.

Además, estos productos deben ser administrados por profesionales médicos cualificados. La venta y administración de productos inyectables reductores de grasa por personal no cualificado o sin supervisión médica infringiría la normativa de la UE. Por otra parte, la publicidad y comercialización de tales productos también están sujetas a normas estrictas para evitar afirmaciones engañosas o inexactas sobre la salud.

En general, la legislación de la UE exige que los productos que puedan tener efectos significativos sobre la salud se sometan a un estrecho escrutinio y control para garantizar la salud y la seguridad públicas. Cualquier producto utilizado e inyectado para reducir la grasa tendría que cumplir estos estrictos requisitos para poder comercializarse y utilizarse legalmente en la UE.

Cómo funciona la lipólisis inyectable

El principal principio activo utilizado en la lipólisis inyectable que aquí se analiza es ácido desoxicólico, un ácido biliar de origen natural. En medicina, el ácido desoxicólico se produce sintéticamente y se utiliza para el tratamiento. Esta sustancia tiene la capacidad de disolver las membranas de las células grasas. Cuando el ácido desoxicólico se inyecta en el tejido adiposo, provoca la lisis, es decir, la ruptura de las células grasas. El contenido graso liberado -los triglicéridos- se descompone y se elimina por las vías metabólicas naturales del organismo.

El proceso de lipólisis inyectable comienza con una cuidadosa delimitación de las zonas a tratar. A continuación, se aplica o inyecta un anestésico local en la zona de tratamiento para minimizar el dolor durante el procedimiento. A continuación, el ácido desoxicólico se inyecta directamente en el tejido adiposo mediante finas agujas. El número de inyecciones y la cantidad de principio activo utilizado varían en función del tamaño y la naturaleza de la zona a tratar.

Tras la inyección, el ácido desoxicólico empieza a actuar sobre las células adiposas, lo que provoca la destrucción de las membranas de las células adiposas. A continuación, los restos celulares y la grasa liberada son absorbidos por el sistema inmunitario del organismo y excretados a través del hígado y los riñones. Este proceso puede durar varias semanas y normalmente se realizan varias sesiones de tratamiento con algunas semanas de intervalo para lograr resultados óptimos.

El tratamiento con lipólisis inyectable es especialmente eficaz para los depósitos de grasa más pequeños, como la papada, los michelines o los depósitos de grasa en brazos y piernas. Es importante señalar que la lipólisis inyectable no es un método para la reducción general de peso, sino más bien para el contorneado específico del cuerpo.

La lipólisis inyectable suele tolerarse bien, pero como ocurre con todos los procedimientos médicos, existen posibles efectos secundarios y riesgos. Entre ellos se incluyen dolor, hinchazón, hematomas, enrojecimiento y, en raras ocasiones, infecciones o reacciones alérgicas. Para minimizar el riesgo de efectos secundarios y garantizar la seguridad y eficacia del tratamiento, es esencial una información exhaustiva y una cuidadosa selección de los pacientes.

Procedimiento y técnicas de tratamiento

La lipólisis inyectable comienza con una amplia preparación y asesoramiento. En una consulta detallada entre el especialista cualificado y el paciente, se analizan los antecedentes médicos, los objetivos estéticos y las posibles contraindicaciones. Durante esta consulta, el médico explica el método, explica los resultados esperados y los posibles riesgos y discute el número de sesiones que probablemente serán necesarias.

Basándose en los objetivos individuales del paciente y en las características de la zona a tratar, el médico elabora un plan de tratamiento personalizado. Este plan incluye la determinación de los puntos exactos de inyección y la cantidad de principio activo que debe utilizarse. La preparación para el procedimiento incluye una limpieza y desinfección minuciosas de la zona de tratamiento para minimizar el riesgo de infección. El médico utiliza un rotulador especial para marcar con precisión las zonas de la piel en las que se van a aplicar las inyecciones, a fin de garantizar una colocación exacta de las mismas.

Aunque la lipólisis inyectable suele realizarse sin anestesia, es posible utilizar un anestésico tópico o un anestésico local suave para aumentar la comodidad del paciente durante el procedimiento. El principio activo, normalmente una solución que contiene ácido desoxicólico, se inyecta directamente en el tejido graso con una aguja fina. La técnica y la profundidad de la inyección son fundamentales para la eficacia y la seguridad del procedimiento.

La duración de una sesión de tratamiento típica varía en función del tamaño de la zona tratada y del número de inyecciones, y puede oscilar entre 30 y 60 minutos. Tras el tratamiento, es habitual que aparezca cierta hinchazón, enrojecimiento o hematomas, pero suelen ser temporales y desaparecen en unos días. La mayoría de los pacientes pueden reanudar sus actividades normales inmediatamente, pero deben abstenerse de realizar actividades físicas intensas durante los primeros días tras el tratamiento.

Para obtener resultados óptimos, suelen ser necesarias varias sesiones de tratamiento, que suelen realizarse a intervalos de unas semanas. De este modo, el organismo dispone de tiempo suficiente para descomponer y eliminar las células adiposas destruidas. La duración del tratamiento varía en función de la respuesta individual del paciente y de sus objetivos estéticos.

Los resultados finales de la lipólisis inyectable no suelen ser visibles hasta unas semanas después de la última sesión de tratamiento, ya que el organismo necesita tiempo para procesar las células grasas destruidas. Es importante que el médico realice exámenes de seguimiento periódicos para controlar los progresos y realizar ajustes si es necesario.

En general, la lipólisis inyectable ofrece una alternativa menos invasiva a la eliminación quirúrgica de la grasa. El éxito del tratamiento depende en gran medida de la elección de un especialista experimentado que planifique y lleve a cabo cuidadosamente todo el proceso. Una consulta exhaustiva y unas expectativas realistas, junto con el cumplimiento de las recomendaciones de cuidados posteriores, son cruciales para lograr los mejores resultados y garantizar el bienestar del paciente.

Eficacia y estudios

La lipólisis inyectable ha demostrado ser un método eficaz en medicina estética para reducir los depósitos de grasa localizados.

Diversos estudios e investigaciones clínicas han evaluado la eficacia de este método, demostrando que es especialmente eficaz en zonas como el bajo vientre, los flancos, los muslos y la zona submentoniana. Los pacientes suelen referir una mejora visible del contorno corporal en las zonas tratadas, que se objetiva en reducciones medibles de la circunferencia.

La satisfacción de los pacientes con los resultados de la lipólisis inyectable depende en gran medida de que las expectativas del tratamiento se hayan fijado de antemano de forma realista. Los estudios demuestran que muchos pacientes están satisfechos con los resultados, especialmente si se les ha informado adecuadamente sobre el proceso de tratamiento y los resultados esperados.

También se hace hincapié en el carácter a largo plazo de los resultados, aunque se subraya que para mantenerlos es necesario llevar un estilo de vida saludable. Una vez destruidas, las células adiposas no vuelven a formarse, pero un aumento masivo de peso puede hacer que, en general, los depósitos de grasa vuelvan a crecer. La variabilidad de los resultados depende de factores individuales como el grosor del tejido graso y el número total de sesiones de tratamiento.

El perfil de seguridad de la lipólisis inyectable es también un importante campo de investigación. La mayoría de los estudios informan de un buen perfil de seguridad, con efectos secundarios leves y transitorios en su mayoría. Las complicaciones graves son poco frecuentes, pero como en todos los procedimientos médicos, existe un cierto riesgo.

La investigación sobre esta variante terapéutica está en marcha en todo el mundo desde 2004, con grandes avances en el conocimiento de su eficacia y mecanismo de acción, especialmente en Alemania, donde se encuentra la mayoría de los usuarios. La eficacia terapéutica del fosfolípido esencial fosfatidilcolina (PPC) en la lipólisis inyectable se ha demostrado en numerosas ocasiones, teniendo la PPC un efecto positivo en la pérdida de grasa a todos los niveles.

En general, la lipólisis inyectable está reconocida por los expertos como un método eficaz para reducir los depósitos de grasa, aunque los resultados dependen de la situación inicial individual del paciente.

Posibles riesgos y efectos secundarios

Aunque la lipólisis inyectable se considera segura, como todos los procedimientos médicos alberga riesgos potenciales y efectos secundarios.

Los pacientes pueden experimentar dolor o molestias durante y después del tratamiento, pero suelen ser leves y temporales. Además, pueden producirse enrojecimiento, hinchazón y hematomas en los puntos de inyección, que suelen ser inofensivos y desaparecer en unos pocos días o semanas. Algunos pacientes también refieren picor o sensación de quemazón en la zona tratada, pero suelen remitir al cabo de poco tiempo.

Aunque son poco frecuentes, existen efectos secundarios más graves que deben tenerse en cuenta. Entre ellos está el riesgo de infección por penetración en la piel. La higiene y los cuidados posteriores son cruciales para minimizar este riesgo.

También pueden producirse reacciones alérgicas a las sustancias utilizadas, aunque son poco frecuentes. Los síntomas pueden incluir erupciones cutáneas, urticaria o, en casos graves, dificultades respiratorias. En casos muy raros, puede producirse necrosis, es decir, la muerte del tejido en la zona de tratamiento, posiblemente causada por una inyección accidental en los vasos sanguíneos o por concentraciones excesivas de la sustancia activa.

A veces, el tratamiento también puede provocar irregularidades en el contorno de la piel, sobre todo si no se realiza correctamente.

Capítulo 4: Criolipólisis

Aplicación de frío para reducir la grasa

La criolipólisis, un método innovador de reducción de la grasa, utiliza la sensibilidad selectiva de las células adiposas al frío para romperlas de forma selectiva sin afectar a los tejidos circundantes, como la piel o las células musculares. Este procedimiento no invasivo se ha impuesto en la medicina estética por su base científica y su eficacia.

En la criolipólisis, las células grasas se exponen a un frío controlado que provoca la cristalización de los lípidos que contienen. Esta exposición al frío induce una muerte celular controlada conocida como apoptosis, que provoca el colapso de las células adiposas. Con el tiempo, estas células grasas degradadas son eliminadas de forma natural por el organismo. Este proceso conduce a una reducción a largo plazo del tejido graso en las zonas tratadas, ya que los adultos no suelen formar nuevas células adiposas.

La criolipólisis es especialmente eficaz para tratar depósitos de grasa localizados y ofrece una alternativa menos invasiva a la liposucción tradicional. Como el tratamiento no requiere intervención quirúrgica, se asocia a riesgos menores y a un tiempo de recuperación más corto que los métodos quirúrgicos.

El porcentaje de éxito de la criolipólisis depende de varios factores, como la naturaleza individual del tejido adiposo y los objetivos de tratamiento específicos del paciente. Pueden ser necesarias varias sesiones de tratamiento para lograr resultados óptimos. Una vez más, es importante tener expectativas realistas y comprender que, aunque la criolipólisis puede reducir eficazmente los depósitos de grasa localizados, no es un método adecuado para la pérdida de peso general.

Procedimiento del tratamiento de criolipólisis

El proceso comienza con la determinación y el marcado precisos de la zona objetivo, siendo a menudo el abdomen, los flancos, los muslos y la espalda las zonas típicas elegidas para el tratamiento.

El tratamiento utiliza un dispositivo especial que contiene placas de enfriamiento y se coloca en la zona objetivo. Este dispositivo enfría el tejido graso a una temperatura controlada que está específicamente diseñada para dañar las células adiposas sin dañar el tejido circundante. Una sesión de tratamiento suele durar entre 30 minutos y una hora por zona, aunque los efectos del tratamiento no son inmediatos. El proceso de reducción de grasa comienza en los días y semanas siguientes al tratamiento y puede durar varios meses.

Los fundamentos científicos de la criolipólisis se basan en investigaciones que estudian la reacción de las células grasas a los efectos del frío. Los estudios han demostrado que, en condiciones controladas, el enfriamiento selectivo puede provocar una reducción significativa del tejido adiposo. El tratamiento se considera seguro y la mayoría de los pacientes lo toleran bien. Los efectos secundarios más frecuentes son enrojecimiento, hinchazón, hematomas y entumecimiento temporales en la zona tratada, mientras que los efectos secundarios graves son poco frecuentes.

La popularidad de la criolipólisis se debe a su eficacia, seguridad y al poco tiempo de recuperación que requiere. Este método ofrece una solución eficaz para los pacientes que buscan una opción de contorno corporal no invasiva. Su creciente popularidad refleja el interés cada vez mayor por las alternativas no quirúrgicas en medicina estética.

La criolipólisis requiere protocolos de tratamiento precisos y una tecnología de equipos especializada. La eficacia y la seguridad del tratamiento dependen en gran medida de la correcta aplicación de estos protocolos y de la calidad de los equipos utilizados.

Protocolos de tratamiento

El proceso de criolipólisis suele comenzar con una consulta detallada en la que el médico habla de los objetivos y expectativas del paciente, así como de las posibles contraindicaciones. Durante esta consulta, se evalúa la idoneidad del paciente para el tratamiento y se identifican las zonas a tratar. Se toman fotografías de las zonas objetivo para registrar la situación inicial y comparar los resultados posteriores.

A continuación, se marcan en la piel las zonas que se van a tratar y se coloca al paciente de forma que se optimice el acceso a dichas zonas. Antes de colocar el aparato de criolipólisis, se aplica a la piel una almohadilla protectora de gel para protegerla del frío y hacer más cómoda la experiencia para el paciente. El propio aparato arrastra el tejido graso entre dos placas de enfriamiento utilizando un vacío para enfriar el tejido de forma selectiva. Esta fase de enfriamiento suele durar entre 35 y 60 minutos y está diseñada para enfriar el tejido adiposo hasta una temperatura controlada.

Tras el tratamiento, se realiza un masaje manual de la zona tratada para ayudar a descomponer las células grasas y alisar el tejido. El paciente recibe instrucciones específicas para el postratamiento y se le invita a visitas de seguimiento para evaluar los resultados.

La criolipólisis es un procedimiento cuidadosamente estudiado que representa una alternativa no invasiva a los métodos quirúrgicos de reducción de grasa. Mediante la aplicación controlada de frío, el procedimiento puede romper eficazmente las células grasas y producir una mejora visible del contorno corporal. Para garantizar el éxito del tratamiento, es importante elegir a un especialista experimentado y cualificado que planifique y supervise cuidadosamente todo el proceso, desde la preparación hasta la aplicación y el postratamiento.

Tecnología de dispositivos

Los dispositivos modernos de criolipólisis se caracterizan por el uso de tecnologías avanzadas de enfriamiento que permiten enfriar específicamente el tejido adiposo a la temperatura deseada sin dañar el tejido circundante.

Estos aparatos están equipados con aplicadores de vacío de diferentes tamaños y formas que se han diseñado específicamente para tratar con eficacia distintas zonas del cuerpo. Los aplicadores crean un vacío que arrastra el tejido adiposo entre las placas de enfriamiento para garantizar un enfriamiento preciso y uniforme.

El control preciso de la temperatura y la duración del enfriamiento por parte de los aparatos permite un tratamiento constante y eficaz. Este enfriamiento controlado es un elemento clave para lograr los resultados deseados. Para garantizar la seguridad y la comodidad durante el tratamiento, se han integrado sensores de seguridad en los dispositivos para controlar continuamente la temperatura de la piel y el funcionamiento del dispositivo.

El diseño ergonómico de los dispositivos está pensado para permitir un uso cómodo tanto para el paciente como para el profesional, mejorando la experiencia de tratamiento para ambas partes.

La criolipólisis es un procedimiento muy especializado que requiere experiencia y precisión. La calidad del equipo utilizado y el estricto cumplimiento de los protocolos de tratamiento son cruciales para garantizar la seguridad y la eficacia del tratamiento. Por lo tanto, es importante que los pacientes consulten a profesionales cualificados que tengan la experiencia necesaria y el equipo adecuado para lograr los mejores resultados posibles. Esta combinación de tecnología avanzada, aplicación experta y planificación cuidadosa del tratamiento hace que la criolipólisis sea una opción popular para los pacientes que buscan un método no invasivo de contorno corporal.

Efectos a largo plazo y estudios clínicos

Desde su introducción, la criolipólisis ha sido objeto de numerosas investigaciones para evaluar su eficacia, seguridad y sostenibilidad.

Los **efectos a largo plazo de** este tratamiento, que da lugar a una reducción permanente de las células grasas, son especialmente notables. El tratamiento hace que las células grasas tratadas cristalicen y mueran antes de que el organismo las descomponga y excrete de forma natural. Dado que los adultos no suelen formar nuevas células adiposas, la reducción de las células adiposas conseguida mediante la criolipólisis suele ser duradera. Sin embargo, el mantenimiento de estos resultados depende en gran medida del mantenimiento de un peso corporal estable, y un estilo de vida saludable que incluya una dieta equilibrada y actividad física regular es esencial para mantener los resultados.

Los pacientes suelen informar de una mejora visible y mensurable del contorno corporal en las zonas tratadas, lo que puede repercutir positivamente en la autoestima y el bienestar. Los estudios clínicos confirman la eficacia de la criolipólisis para reducir los depósitos de grasa en diversas zonas del cuerpo, observándose una reducción significativa del tejido adiposo en las zonas tratadas.

También se ha hecho hincapié en la **seguridad** de la criolipólisis, ya que la mayoría de los estudios informan de efectos secundarios mínimos y temporales, como enrojecimiento, hinchazón y entumecimiento, y las complicaciones graves se consideran poco frecuentes.

En **estudios sobre la satisfacción de los pacientes, la** criolipólisis suele obtener resultados favorables, sobre todo cuando se informa previamente a los pacientes de forma realista sobre los resultados esperados. Las investigaciones demuestran que la criolipólisis es un método eficaz y seguro de reducción no invasiva de la grasa, con resultados duraderos siempre que el paciente mantenga su peso. Es más eficaz en pacientes que están cerca de su peso corporal ideal y desean reducir depósitos de grasa específicos y localizados.

Como alternativa atractiva a la eliminación quirúrgica de la grasa, especialmente para los pacientes que buscan una opción no invasiva con un tiempo de inactividad mínimo y pocos riesgos, la criolipólisis representa una importante innovación en la medicina estética. La investigación y el seguimiento en curso están ayudando a perfeccionar el método y maximizar su eficacia y seguridad, lo que aumenta aún más su popularidad y aceptación.

Seguridad y efectos secundarios

Como método no invasivo de reducción de la grasa, la criolipólisis se ha consolidado como una opción de tratamiento popular debido a su bajo riesgo y **alto perfil de seguridad.**

Sin embargo, como ocurre con cualquier procedimiento médico, existen **riesgos** potenciales **y efectos secundarios** que deben tenerse en cuenta.

Los efectos secundarios más comunes de la criolipólisis suelen ser leves y temporales. Incluyen enrojecimiento, hinchazón, hematomas y entumecimiento en la zona tratada. Estos síntomas suelen aparecer inmediatamente después del tratamiento y normalmente remiten en unos días o semanas. También pueden producirse picores y dolores leves, pero suelen ser manejables y también remiten con el tiempo.

Un riesgo menos frecuente pero más grave es el aumento paradójico de grasa, también conocido como obesidad hiperplásica paradójica. Este fenómeno, en el que se produce un aumento en lugar de una disminución del tejido graso en la zona tratada, es poco frecuente y su causa exacta no se conoce del todo. Aunque es tratable, esta afección puede ser frustrante para los afectados y a menudo requiere intervenciones adicionales.

Otro riesgo potencial es la lesión nerviosa inducida por el frío, que puede provocar un entumecimiento prolongado o, en raras ocasiones, lesiones nerviosas. Sin embargo, se trata de una complicación muy poco frecuente y solo se da ocasionalmente en la práctica.

Para minimizar el riesgo de complicaciones, es importante que la criolipólisis sea realizada por profesionales cualificados y con experiencia. La correcta aplicación de la tecnología y una cuidadosa selección de los pacientes son cruciales. Los pacientes con determinadas enfermedades preexistentes o afecciones cutáneas pueden no ser candidatos adecuados para el tratamiento.

La tecnología de los aparatos de criolipólisis también incorpora mecanismos de seguridad. Los modernos aparatos de criolipólisis disponen de sensores para controlar la temperatura de la piel y funciones de desconexión automática que minimizan el riesgo de daños por congelación.

En resumen, la criolipólisis es un método seguro de reducción de grasa con un bajo riesgo de complicaciones graves. La mayoría de los efectos secundarios son leves y temporales.

Capítulo 5: Lipólisis láser

Fundamentos de la terapia láser para la reducción de grasa

Los principios de la terapia láser para la reducción de grasa, conocida como lipólisis láser, se basan en el uso de la energía láser para atacar y reducir las células grasas.

Esta técnica ha surgido como una alternativa eficaz y no invasiva a la liposucción tradicional y ofrece a los pacientes una opción de contorno corporal con menos riesgos y un tiempo de recuperación más corto.

La lipólisis láser se centra en el uso de longitudes de onda específicas de luz láser capaces de penetrar en el tejido adiposo sin dañar la piel, los músculos u otros tejidos circundantes. El láser dirige su energía específicamente a las células grasas, calentándolas y licuando su contenido, principalmente los triglicéridos. Las células grasas licuadas son metabolizadas y excretadas de forma natural por el organismo o, en algunos procedimientos, también pueden ser aspiradas manualmente.

Un aspecto clave de la lipólisis láser es que, además de reducir la grasa, también ayuda a tensar la piel. El calor del láser estimula la producción de colágeno y elastina, dos proteínas importantes responsables de la firmeza y elasticidad de la piel. Este estiramiento adicional de la piel es una ventaja significativa con respecto a otras técnicas de reducción de grasa que pueden dejar piel flácida.

El tratamiento suele comenzar con una consulta en la que el médico tratante evalúa los objetivos del paciente y determina si la lipólisis láser es un método adecuado. En la sala de tratamiento, se limpia la zona a tratar y se pasa sobre la piel una pieza de mano que emite el láser. El tiempo de tratamiento varía en función del tamaño de la zona tratada, pero es relativamente corto en comparación con los métodos invasivos.

Los pacientes suelen experimentar poco o ningún dolor durante el tratamiento, ya que la lipólisis láser suele combinarse con frío para proteger la piel y aumentar la comodidad. Después del tratamiento puede producirse un leve enrojecimiento, hinchazón o hematomas, pero la mayoría de los pacientes pueden reanudar sus actividades normales casi de inmediato.

También es importante entender la lipólisis láser como un método de contorno corporal y no como una solución para perder peso. Es ideal para las personas que están cerca de su peso corporal ideal, pero tienen ciertos depósitos de grasa obstinada que no se ven afectados por la dieta y el ejercicio.

La lipólisis láser se ha convertido en una opción popular en medicina estética debido a su eficacia, los beneficios añadidos del estiramiento de la piel y el bajo riesgo de complicaciones graves. Sin embargo, como ocurre con todos los procedimientos médicos, es necesaria una consulta exhaustiva con un especialista cualificado para asegurarse de que el método es adecuado para cada persona y obtener los mejores resultados posibles.

Técnicas de aplicación y tratamiento

La lipólisis láser es un proceso especializado que requiere un alto nivel de experiencia y precisión. Comienza con una planificación y preparación minuciosas, continúa con el tratamiento propiamente dicho y finaliza con unas cuidadosas medidas de postratamiento para garantizar unos resultados óptimos.

Durante la **fase preparatoria, tiene lugar** una consulta en la que el médico tratante evalúa la idoneidad del paciente para la lipólisis láser. Se discuten aspectos importantes como el historial médico, los objetivos estéticos y las posibles contraindicaciones. El médico marcará las zonas del cuerpo que se van a tratar, lo cual es crucial para obtener resultados precisos y eficaces. Además, se toman fotografías de las zonas objetivo para registrar la situación inicial y poder comparar los resultados posteriormente.

Durante el **procedimiento de tratamiento, se** suele aplicar o inyectar anestesia local en la zona objetivo para minimizar las molestias durante el tratamiento. A continuación se utiliza un dispositivo láser especial con una sonda manual que se guía sobre la piel para dirigir con precisión la energía láser a las células grasas de la zona objetivo. Esta aplicación controlada del láser garantiza que no se dañe el tejido circundante, mientras que el calor del láser licua la grasa, que es descompuesta por el organismo. La duración de un tratamiento de este tipo puede variar entre 30 minutos y una hora, dependiendo del tamaño y el número de zonas tratadas.

Tras el tratamiento, puede producirse un ligero enrojecimiento, hinchazón y entumecimiento en la zona tratada, que suele ser leve y remitir en unos días. El médico proporcionará instrucciones específicas de cuidados postoperatorios que deben seguirse para lograr resultados óptimos y minimizar el riesgo de efectos secundarios. La mayoría de los pacientes pueden reanudar sus actividades normales con relativa rapidez tras el tratamiento.

Los **resultados de la** lipólisis láser se hacen visibles gradualmente, ya que el organismo necesita tiempo para descomponer la grasa tratada. El efecto completo no suele ser visible hasta pasadas unas semanas o meses. En algunos casos, pueden ser necesarios tratamientos adicionales para lograr los resultados deseados.

La lipólisis láser requiere una técnica precisa y una planificación individualizada del tratamiento para lograr resultados eficaces y seguros. La estrecha colaboración entre el paciente y el médico y unos cuidados postoperatorios cuidadosos son cruciales para el éxito del tratamiento.

Eficacia y resultados de la investigación

En los últimos años, la comunidad científica y los profesionales de la medicina estética han prestado cada vez más atención a la lipólisis láser, lo que ha dado lugar a una serie de proyectos de investigación y estudios clínicos sobre su eficacia y seguridad.

Las investigaciones demuestran que la lipólisis láser es eficaz para reducir los depósitos de grasa en diversas zonas del cuerpo. Los estudios clínicos han confirmado que la aplicación de energía láser provoca la destrucción selectiva de las células adiposas, lo que se traduce en una reducción significativa del tejido graso en las zonas tratadas. Los pacientes suelen declarar una mejora visible del contorno corporal y su satisfacción con los resultados del tratamiento. Cabe destacar el estiramiento adicional de la piel producido por el calor del láser, que contribuye a la producción de colágeno y elastina. Este efecto secundario es una ventaja significativa con respecto a otros métodos de reducción de grasa, que pueden provocar flacidez de la piel.

Curiosamente, los estudios también demuestran que la lipólisis láser no sólo reduce los depósitos de grasa visibles, sino que también mejora el aspecto general de la piel. Esto convierte a la técnica en una opción atractiva para los pacientes que no sólo desean reducir la grasa, sino también mejorar la calidad de su piel. La investigación ha seguido haciendo hincapié en la seguridad de la lipólisis láser. La mayoría de los estudios informan de efectos secundarios mínimos y temporales, como enrojecimiento, hinchazón y entumecimiento. Las complicaciones graves son poco frecuentes, lo que convierte a la lipólisis láser en una alternativa segura a procedimientos más invasivos como la liposucción tradicional.

A pesar de los resultados positivos, es importante destacar que la lipólisis láser es más adecuada para pacientes que buscan una reducción moderada de la grasa y ya tienen un peso corporal relativamente estable. No está pensada como método para una pérdida de peso masiva generalizada, sino que tiene como objetivo tratar zonas problemáticas concretas que no responden a la dieta y el ejercicio.

En resumen, la lipólisis láser es un método eficaz y seguro para la reducción de la grasa y el contorno corporal. Su capacidad no sólo para reducir la grasa sino también para mejorar la calidad de la piel la convierte en una opción atractiva en medicina estética. Sin embargo, como ocurre con todos los procedimientos médicos, una consulta individual y el tratamiento por profesionales cualificados son cruciales para lograr los mejores resultados y minimizar los riesgos.

Riesgos y cuidados tras el tratamiento

La lipólisis láser es un procedimiento seguro cuando se utiliza correctamente. Sin embargo, como todos los procedimientos médicos, conlleva ciertos riesgos, por lo que es esencial un cuidado cuidadoso del paciente tras el tratamiento para lograr los mejores resultados y minimizar el riesgo de complicaciones.

En cuanto a los riesgos, tras la lipólisis láser pueden producirse reacciones cutáneas como enrojecimiento, hinchazón y hematomas en la zona tratada, que suelen ser leves y temporales. Algunos pacientes pueden experimentar dolor o molestias durante y después del tratamiento, aunque la lipólisis láser suele considerarse menos dolorosa en comparación con métodos más invasivos. Debido al uso de energía térmica, existe un pequeño riesgo de quemaduras u otros daños térmicos en la piel o el tejido circundante. En raras ocasiones, pueden producirse irregularidades en el contorno de la piel, especialmente si el tratamiento no se realiza de forma uniforme. Pueden producirse cambios en la sensibilidad de la piel, como entumecimiento o cambios en la sensibilidad cutánea, pero suelen ser temporales. Como ocurre con todos los procedimientos que penetran en la piel, existe un pequeño riesgo de infección, aunque es poco frecuente con la lipólisis láser.

Tras el tratamiento, los pacientes reciben instrucciones detalladas sobre los cuidados posteriores que deben seguir para garantizar una recuperación rápida y sin complicaciones. Esto incluye la aplicación de compresas frías para aliviar la inflamación y favorecer el proceso de cicatrización. Se suele indicar a los pacientes que eviten la luz solar directa en la zona de tratamiento para minimizar el riesgo de lesiones cutáneas. En algunos casos, puede recomendarse el uso de prendas de compresión para reducir la hinchazón y ayudar a tensar la piel. Los controles periódicos son importantes para supervisar el proceso de cicatrización y garantizar que se alcancen los resultados deseados.

Aunque los riesgos de la lipólisis láser son generalmente bajos y la mayoría de los pacientes se recuperan rápidamente y sin complicaciones, es crucial que el tratamiento lo lleve a cabo un especialista con experiencia. Para el éxito y la seguridad del tratamiento es fundamental seleccionar cuidadosamente al paciente, informarle exhaustivamente sobre los riesgos y los cuidados posteriores, seguir todas las instrucciones de postratamiento y solicitar ayuda médica en caso de dudas o complicaciones.

Capítulo 6: Terapia de radiofrecuencia

Teoría y práctica de la energía de radiofrecuencia

El uso de la energía de radiofrecuencia en medicina estética, especialmente para la reducción de grasa y el estiramiento de la piel, se basa en la teoría de la generación selectiva de calor en las capas más profundas de la piel. La radiofrecuencia (RF) se refiere al uso de ondas electromagnéticas en la gama de radiofrecuencias del espectro electromagnético. Estas ondas, cuando se dirigen a la piel y al tejido subcutáneo, generan calor a través de la resistencia natural del tejido a la corriente eléctrica.

La teoría básica de la terapia de radiofrecuencia es que el calentamiento controlado de las capas más profundas de la piel hace que las fibras de colágeno se contraigan, lo que produce efectos inmediatos de estiramiento cutáneo. Además, el calor estimula los fibroblastos, células responsables de la producción de colágeno. Esta regeneración de colágeno a largo plazo da lugar a una piel más firme y joven con el paso del tiempo. El calor también puede actuar sobre las células grasas (adipocitos) de la capa subcutánea, provocando su descomposición y reducción.

La técnica del tratamiento de radiofrecuencia es relativamente sencilla pero de alta tecnología. Un dispositivo de radiofrecuencia suele consistir en una pieza de mano que se coloca sobre la piel. Esta pieza de mano emite ondas de radiofrecuencia que penetran profundamente en el tejido sin dañar la epidermis o la capa superior de la piel. La profundidad a la que penetra la energía de radiofrecuencia depende de la frecuencia de las ondas. Las frecuencias más altas tienen una profundidad de penetración menor, mientras que las frecuencias más bajas penetran más profundamente en el tejido.

Durante el tratamiento, los pacientes suelen sentir un suave calor, que puede percibirse como agradable. La duración del tratamiento varía en función del tamaño de la zona tratada y del dispositivo específico, pero no suele durar más de una hora. El tratamiento de radiofrecuencia suele ser indoloro y la mayoría de los pacientes pueden retomar sus actividades normales inmediatamente después del tratamiento.

La eficacia de la terapia de radiofrecuencia para reducir la grasa y tensar la piel ha sido confirmada en numerosos estudios. Los resultados muestran que la terapia de radiofrecuencia puede mejorar el aspecto de la celulitis, tensar la piel y reducir el volumen de los depósitos de grasa. Sin embargo, los resultados dependen de factores individuales como la edad, el estado de la piel y el estilo de vida.

A pesar de su eficacia y seguridad, el tratamiento con radiofrecuencia no es una solución para la obesidad crónica ni un sustituto de una dieta sana y ejercicio regular. Es más adecuado para personas que ya tienen un peso normal pero desean tratar zonas concretas de piel flácida o depósitos de grasa rebeldes.

Procedimiento de tratamiento

El éxito y la seguridad de la terapia de radiofrecuencia dependen en gran medida de los procedimientos de tratamiento y de los ajustes de los dispositivos utilizados. Este método utiliza energía de radiofrecuencia controlada para penetrar profundamente en las capas de la piel y lograr efectos terapéuticos.

El proceso comienza con una consulta y un examen exhaustivos para determinar la idoneidad del paciente para el tratamiento y determinar las zonas específicas. Antes del tratamiento propiamente dicho, se limpia la zona y se aplica un gel conductor para optimizar la transmisión de la energía de radiofrecuencia.

Durante el tratamiento, el dispositivo de RF se guía sobre la piel. Las piezas de mano del aparato emiten energía de RF a la superficie de la piel, que luego penetra en las capas más profundas. Esta producción de energía se traduce en calor, que estimula la contracción del colágeno de la piel y, al mismo tiempo, estimula la producción de nuevas fibras de colágeno. La energía también puede actuar sobre las células grasas, calentándolas y ayudando a descomponerlas.

Una sesión de tratamiento típica dura entre 30 minutos y una hora, dependiendo de la extensión de la zona tratada y de los objetivos específicos de la terapia. Inmediatamente después del tratamiento, el paciente puede experimentar un ligero enrojecimiento y una sensación de calor en la zona tratada, pero esto suele remitir rápidamente.

La terapia de radiofrecuencia ofrece una opción eficaz y no invasiva para los pacientes que buscan mejorar el aspecto de su piel y reducir los depósitos de grasa. La técnica requiere unos ajustes precisos del aparato y un profesional cualificado para lograr los mejores resultados y garantizar la comodidad del paciente. La combinación de tecnología avanzada, aplicación experta y cuidados postoperatorios cuidadosos hace de la terapia de radiofrecuencia una opción popular en medicina estética.

Ajustes del dispositivo

Los aparatos modernos de terapia de radiofrecuencia están equipados con una selección de frecuencias que desempeñan un papel decisivo en la determinación de la profundidad de penetración de la energía en la piel. La frecuencia adecuada se selecciona en función del objetivo del tratamiento y del tipo de piel del paciente: Las frecuencias más altas consiguen un efecto más superficial, mientras que las frecuencias más bajas pueden penetrar más profundamente en el tejido.

Otro factor importante que debe ajustarse cuidadosamente es la intensidad de la energía de radiofrecuencia. El objetivo es lograr resultados eficaces sin aumentar el riesgo de dañar la piel. Este ajuste se basa en la reacción individual de la piel del paciente durante el tratamiento y requiere un alto nivel de experiencia.

Algunos dispositivos de radiofrecuencia también ofrecen distintos modos de pulso. Estos permiten emitir la energía en diferentes patrones o secuencias y lograr así resultados de tratamiento específicos. Además, muchos de estos aparatos tienen mecanismos de refrigeración integrados. Estos protegen la piel y aumentan la comodidad durante el tratamiento al enfriar la superficie cutánea durante la administración de energía.

Los ajustes exactos y el protocolo de tratamiento específico variarán en función del tipo de aparato utilizado, las necesidades individuales del paciente y los objetivos concretos del tratamiento. Una utilización óptima requiere que el tratamiento lo lleve a cabo un especialista experimentado o un profesional cualificado. Para obtener resultados óptimos y minimizar el riesgo de efectos secundarios, es fundamental una formación exhaustiva en el uso del aparato y un conocimiento profundo de los principios subyacentes de la terapia de radiofrecuencia.

Esta cuidadosa sintonización y ajuste de los parámetros de tratamiento en la terapia de radiofrecuencia garantiza que los pacientes puedan lograr los mejores resultados posibles al tiempo que se garantiza la seguridad y la comodidad durante el tratamiento.

Resultados y efectos a largo plazo

Los resultados y efectos a largo plazo de la terapia de radiofrecuencia en medicina estética son una consideración importante para los pacientes que buscan un tratamiento no invasivo para mejorar el aspecto de su piel y reducir los depósitos de grasa. Esta tecnología ha demostrado su eficacia para tensar la piel y, en algunos casos, reducir la grasa.

Los resultados inmediatos de la radiofrecuencia suelen ser visibles desde el primer tratamiento. Los pacientes suelen declarar una piel más lisa y firme y un aspecto rejuvenecido. Estos efectos iniciales se deben a la contracción de las fibras de colágeno existentes por la energía térmica. Sin embargo, además del estiramiento inmediato, la piel también empieza a producir nuevas fibras de colágeno, un proceso que puede durar de varias semanas a meses. Esto significa que los resultados completos del tratamiento no suelen ser visibles hasta pasado un tiempo, ya que la piel necesita tiempo para reaccionar y regenerarse a nivel celular.

Cuando se trata de reducir grasa, los resultados pueden variar. Aunque la terapia de radiofrecuencia no ofrece la misma reducción de grasa que los procedimientos invasivos como la liposucción, puede ayudar a reducir los pequeños depósitos de grasa. Esto se consigue calentando las células adiposas, lo que puede provocar su descomposición y eliminación metabólica. Sin embargo, este efecto es más sutil y resulta más adecuado para correcciones y contorneados menores.

Los efectos a largo plazo de la radiofrecuencia dependen en gran medida del régimen de cuidado de la piel y del estilo de vida del paciente. Para mantener los resultados, se aconseja a los pacientes que sigan una rutina de cuidado de la piel saludable, que incluya protección frente a la exposición solar y una dieta equilibrada rica en antioxidantes.

Los antioxidantes son moléculas que protegen a las células de los efectos nocivos de los radicales libres. Los radicales libres son moléculas inestables que se producen como subproductos del metabolismo normal y también pueden formarse por influencias externas como la contaminación, el tabaquismo y la radiación UV. Pueden causar daños oxidativos al reaccionar con componentes celulares importantes como el ADN, las proteínas y las membranas celulares.

Hay muchos tipos distintos de antioxidantes en los alimentos: vitaminas como la C y la E, minerales como el selenio y fitoquímicos como los flavonoides y los polifenoles. Estos antioxidantes se encuentran en diversos alimentos como frutas, verduras, frutos secos, semillas y cereales integrales.

El ejercicio regular también puede ayudar a mantener y mejorar los resultados de la reducción de grasa.

Es importante destacar que la radiofrecuencia no es una solución única. Muchos pacientes necesitan varias sesiones de tratamiento para lograr unos resultados óptimos y pueden beneficiarse de tratamientos complementarios ocasionales para mantener los efectos a largo plazo.

En resumen, la radiofrecuencia es un método eficaz para mejorar la calidad de la piel y reducir moderadamente la grasa. Ofrece una alternativa no invasiva a los procedimientos quirúrgicos, con la ventaja de un tiempo de recuperación corto y riesgos mínimos. Para obtener un efecto a largo plazo, se requiere una combinación de cuidados postoperatorios regulares, un estilo de vida saludable y, si es necesario, más tratamientos.

Aspectos de seguridad y efectos secundarios

En general, la terapia de radiofrecuencia se considera segura. Sin embargo, tanto los profesionales como los pacientes deben ser conscientes de ciertos riesgos y posibles efectos secundarios.

Un aspecto clave de la seguridad es la cualificación del profesional. La aplicación correcta de la tecnología de radiofrecuencia requiere un conocimiento exhaustivo de los ajustes del aparato y de las reacciones de la piel. Por lo tanto, el tratamiento debe realizarlo siempre un especialista cualificado o personal especializado formado. La calidad y el mantenimiento de los dispositivos de RF utilizados son igualmente importantes. Los dispositivos de alta calidad con opciones de control precisas y funciones de seguridad incorporadas, como sensores de temperatura, son cruciales para evitar el sobrecalentamiento y las quemaduras.

Cada tratamiento debe adaptarse individualmente al paciente. Esto incluye ajustar la intensidad de la energía y la duración del tratamiento al tipo de piel, la zona a tratar y los objetivos específicos del paciente. Los efectos secundarios más frecuentes son enrojecimiento e hinchazón temporales en la zona tratada, que suelen remitir al cabo de unas horas o días. Durante e inmediatamente después del tratamiento, los pacientes pueden experimentar una sensación de calor y una ligera molestia, que suele ser un indicador de que la energía de RF está llegando a las capas más profundas de la piel.

En raras ocasiones, pueden producirse ligeros hematomas y entumecimiento temporal, sobre todo si se utiliza una ventosa durante el tratamiento. Una aplicación incorrecta puede provocar sobrecalentamiento y quemaduras en la piel, lo que subraya la importancia de un tratamiento profesional y una supervisión cuidadosa. También es posible que se produzcan cambios temporales en la pigmentación de la piel, sobre todo en pacientes con tipos de piel más oscuros.

En resumen, la terapia de radiofrecuencia es un método eficaz para el estiramiento de la piel y, en algunos casos, también para la reducción de grasa. Sin embargo, requiere una aplicación cuidadosa y una adaptación individual al paciente. Una información exhaustiva sobre los posibles riesgos y efectos secundarios, así como unos cuidados postoperatorios adecuados, son cruciales para minimizar los riesgos y lograr unos resultados óptimos. Los pacientes deben recibir un seguimiento adecuado tras el tratamiento para evitar posibles complicaciones.

Capítulo 7: Reducción de grasa por ultrasonidos

Ultrasonidos en medicina estética

El uso de ultrasonidos en medicina estética representa un avance significativo, sobre todo en los ámbitos del estiramiento cutáneo, la reducción de grasa y la mejora del aspecto general de la piel. Las tecnologías de ultrasonidos utilizan ondas sonoras de alta frecuencia para lograr efectos terapéuticos específicos en las capas más profundas de la piel y el tejido subcutáneo.

En el campo del estiramiento cutáneo y los tratamientos antienvejecimiento, los ultrasonidos focalizados se utilizan para calentar las capas profundas de la piel. Esta energía térmica focalizada estimula la producción de colágeno y elastina, dos proteínas fundamentales para la firmeza y elasticidad de la piel. Con el tiempo, este aumento de la producción de colágeno se traduce en una piel más firme, tersa y joven. El tratamiento con ultrasonidos focalizados está especialmente indicado para reducir las líneas de expresión y las arrugas y mejorar la textura de la piel del rostro, el cuello y el escote.

En la reducción de grasa se utilizan ultrasonidos para destruir las células adiposas y reducir su tamaño. El proceso, conocido como lipólisis ultrasónica o cavitación ultrasónica, utiliza ondas ultrasónicas de baja frecuencia para hacer vibrar las células adiposas. Estas vibraciones crean pequeñas burbujas alrededor de las células grasas, que acaban implosionando y destruyéndolas. A continuación, el organismo metaboliza y elimina de forma natural las células adiposas destruidas. Esta técnica es especialmente eficaz para tratar depósitos de grasa localizados, como en el abdomen, los muslos y las caderas, y ofrece una alternativa no invasiva a la liposucción tradicional.

Los ultrasonidos también se utilizan para mejorar el aspecto general de la piel, sobre todo en tratamientos destinados a mejorar la circulación cutánea y favorecer el drenaje linfático. Esto puede ayudar a reducir la celulitis y mejorar la textura de la piel.

El tratamiento ultrasónico suele ser indoloro y no requiere tiempo de inactividad, lo que lo convierte en una opción atractiva para los pacientes que buscan tratamientos estéticos mínimamente invasivos. Puede producirse un ligero hormigueo o sensación de calor durante el tratamiento, pero la mayoría de los pacientes se sienten cómodos.

Aunque la terapia con ultrasonidos se considera segura, es importante que la realice personal cualificado, ya que los ajustes y la técnica de aplicación deben controlarse cuidadosamente para lograr resultados óptimos y minimizar los riesgos. Como ocurre con todos los procedimientos estéticos, se requiere una consulta exhaustiva y una evaluación cuidadosa por parte de un especialista médico para garantizar que el método es adecuado para la persona y que se consiguen los resultados deseados.

En general, los ultrasonidos ofrecen una amplia gama de aplicaciones en medicina estética, desde el estiramiento de la piel y los tratamientos antienvejecimiento hasta la reducción no invasiva de la grasa, y se han consolidado como una valiosa herramienta para muchos objetivos cosméticos.

Procedimientos de tratamiento y tipos de dispositivos

En medicina estética, los tratamientos con ultrasonidos son un método utilizado para diversos fines cosméticos, como el estiramiento cutáneo, la reducción de grasa y la mejora de la textura de la piel. El curso de estos tratamientos varía en función de los objetivos y necesidades específicos del paciente.

El proceso comienza con una consulta detallada en la que se discuten los objetivos estéticos del paciente y se comprueba su estado de salud. En esta fase también se determina el plan de tratamiento individual. Al preparar la zona de tratamiento, se limpia la zona objetivo y a menudo se recubre con un gel especial para mejorar la conductividad y el contacto entre el aparato de ultrasonidos y la piel.

Durante el tratamiento, el aparato de ultrasonidos se guía sobre la zona a tratar. En los procedimientos de estiramiento cutáneo o antienvejecimiento, las ondas ultrasónicas se dirigen a las capas más profundas de la piel para estimular la producción de colágeno. En los tratamientos de reducción de grasa, en cambio, la energía se dirige a las células adiposas para destruirlas eficazmente. La duración del tratamiento depende del tipo y el alcance del procedimiento y puede variar entre 20 minutos y una hora. Suelen ser necesarias varias sesiones para obtener resultados óptimos.

Tras el tratamiento, los pacientes reciben instrucciones específicas para el postratamiento, que pueden incluir recomendaciones para el cuidado de la piel y posibles restricciones de actividad. Los distintos tipos de aparatos de terapia por ultrasonidos, como los ultrasonidos focalizados (HIFU) para tratamientos cutáneos más profundos, los aparatos de cavitación por ultrasonidos para la reducción de grasa y los aparatos de ultrasonidos dérmicos para tratamientos cutáneos superficiales, tienen cada uno ajustes y técnicas de aplicación específicos. Estos dispositivos están optimizados para sus respectivas aplicaciones, y elegir el dispositivo adecuado y utilizarlo correctamente es crucial para obtener resultados eficaces y garantizar la seguridad del paciente.

Es muy importante que los tratamientos con ultrasonidos sean realizados por profesionales cualificados que tengan amplios conocimientos del equipo y de la fisiología de la piel. Una aplicación correcta no sólo es importante para la seguridad del paciente, sino también para la eficacia del tratamiento. Los pacientes deben estar perfectamente informados de todo el proceso de tratamiento, los resultados esperados y los posibles efectos secundarios para poder tomar una decisión informada sobre su tratamiento.

Pruebas de eficacia y experiencia de los pacientes

La eficacia de la terapia por ultrasonidos en medicina estética y las experiencias asociadas de los pacientes han sido objeto de numerosos estudios y evaluaciones clínicas. Estos tratamientos, que utilizan ondas ultrasónicas para diversos fines cosméticos como el estiramiento cutáneo, la reducción de la grasa y la mejora de la textura de la piel, han demostrado su eficacia en la práctica.

Las pruebas científicas de la eficacia de la terapia con ultrasonidos proceden de estudios clínicos que demuestran que esta técnica puede lograr mejoras significativas en la textura y el estiramiento de la piel, así como en la reducción de los depósitos de grasa. En procedimientos de estiramiento cutáneo como el HIFU (ultrasonido focalizado de alta intensidad), se ha observado que la aplicación selectiva de ondas de ultrasonido en la dermis y el subcutis estimula la producción de colágeno y elastina. Esto provoca un estiramiento de la piel y una reducción de las arrugas y las líneas de expresión, lo que se traduce en un aspecto más joven y firme de la piel. Los pacientes a menudo informan de mejoras visibles en el aspecto de su piel, incluida una reducción de la flacidez y una mejora de la elasticidad de la piel.

En la reducción de grasa, los estudios han demostrado que la cavitación por ultrasonidos puede destruir eficazmente las células grasas y reducir su tamaño. Este proceso, que utiliza ultrasonidos de baja frecuencia para reventar las células grasas, ha demostrado ser especialmente útil para tratar los depósitos de grasa rebeldes que no responden a la dieta ni al ejercicio. Los pacientes que se han sometido a este tratamiento suelen informar de una reducción mensurable del perímetro corporal y una mejora del contorno corporal.

Las experiencias de los pacientes con la terapia de ultrasonidos son generalmente positivas, y muchos aprecian la naturaleza no invasiva y el mínimo tiempo de inactividad del tratamiento. La mayoría de los pacientes consideran que el tratamiento es indoloro, aunque algunos notan una ligera sensación de hormigueo o calor durante la sesión. La rápida reincorporación a las actividades normales y la ausencia de efectos secundarios significativos son otros puntos a favor que suelen destacar los pacientes.

No obstante, hay que tener en cuenta que los resultados del tratamiento con ultrasonidos dependen de varios factores, como el tipo de piel, la edad, la zona tratada y el estado general de salud del paciente. La eficacia también puede verse influida por la experiencia del profesional y la calidad del equipo de ultrasonidos utilizado.

En resumen, la terapia con ultrasonidos es una opción eficaz y segura en medicina estética, con comentarios positivos de los pacientes sobre los resultados del tratamiento y la experiencia en general. Como en todos los procedimientos estéticos, la consulta profesional y el tratamiento individualizado son cruciales para lograr los mejores resultados y garantizar la seguridad del paciente.

Gestión de riesgos y cuidados posteriores

La terapia con ultrasonidos desempeña un papel importante en la medicina estética actual, y la gestión de riesgos y unos cuidados postoperatorios cuidadosos son importantes para el éxito y la seguridad del tratamiento. Aunque en general esta técnica se considera segura y eficaz, es importante minimizar los posibles riesgos y garantizar unos cuidados postoperatorios exhaustivos para lograr los mejores resultados posibles del tratamiento.

La gestión del riesgo comienza con una cuidadosa selección de los pacientes. No todo el mundo es apto para los tratamientos con ultrasonidos. Las personas con determinadas condiciones de salud, como enfermedades cutáneas activas, enfermedades crónicas graves o marcapasos, pueden quedar excluidas del tratamiento. Por lo tanto, es esencial realizar un historial médico completo y una consulta antes del tratamiento.

La cualificación y la experiencia del profesional también son aspectos clave de la gestión de riesgos. Un personal cualificado que conozca los ajustes específicos del aparato y los efectos fisiológicos de los ultrasonidos puede reducir considerablemente el riesgo de efectos secundarios. Si se adaptan los parámetros de tratamiento al tipo de piel del paciente y al objetivo del tratamiento, se pueden conseguir resultados óptimos y seguros.

El uso de aparatos de ultrasonidos de alta calidad y en buen estado de mantenimiento es crucial. Los aparatos modernos ofrecen características de seguridad que minimizan el riesgo de sobrecalentamiento y daño tisular. Estos aparatos garantizan un tratamiento preciso y controlado que es a la vez eficaz y seguro.

Tras el tratamiento, puede producirse un ligero enrojecimiento, hinchazón o sensación de calor en la zona tratada. Estos síntomas suelen ser leves y temporales. A menudo se aconseja a los pacientes que mantengan fresca la zona tratada y eviten la luz solar directa para reducir la inflamación y ayudar al proceso de curación.

El cuidado adecuado de la piel después del tratamiento también es importante para maximizar los resultados. Esto puede incluir el uso de cremas hidratantes, protectores solares y otros productos para el cuidado de la piel. En el caso de los tratamientos destinados a reducir la grasa, una dieta sana y ejercicio regular también pueden ayudar a mantener y mejorar los resultados. Es importante comprender que los tratamientos con ultrasonidos no sustituyen a un estilo de vida saludable.

Las visitas periódicas de seguimiento con el profesional son importantes para controlar el proceso de curación y evaluar si se requieren sesiones de tratamiento adicionales.

En resumen, la terapia con ultrasonidos en medicina estética requiere una consideración exhaustiva de la gestión de riesgos y los cuidados postoperatorios. Una minuciosa selección de los pacientes, especialistas cualificados, el uso de equipos de alta calidad y unos cuidados postoperatorios cuidadosos pueden garantizar la seguridad de los pacientes y lograr resultados óptimos.

Capítulo 8: Terapias combinadas

Combinación de diferentes técnicas

La combinación de distintas técnicas mínimamente invasivas en medicina estética es un enfoque avanzado que pretende maximizar los beneficios de los distintos tratamientos y lograr resultados estéticos integrales. Esta estrategia permite a los profesionales experimentados crear planes de tratamiento personalizados adaptados a las necesidades y objetivos específicos de cada paciente.

Este tratamiento combinado puede incluir diversas tecnologías, como terapia láser, tratamientos de radiofrecuencia, lipólisis por ultrasonidos, lipólisis por inyección y otros procedimientos no invasivos. Combinando estas técnicas, los médicos pueden mejorar el estiramiento de la piel, reducir el aspecto de la celulitis, minimizar los depósitos de grasa y mejorar la calidad general de la piel.

Al combinar estos procedimientos, es importante conocer los mecanismos de acción específicos y las zonas objetivo de cada técnica. Por ejemplo, la terapia láser puede ser eficaz para el rejuvenecimiento cutáneo y el tratamiento de trastornos de la pigmentación, mientras que la energía de radiofrecuencia penetra profundamente en la piel para promover la producción de colágeno y el estiramiento cutáneo. La lipólisis por ultrasonidos puede utilizarse para reducir la grasa en zonas específicas, y la lipólisis por inyección funciona bien para depósitos de grasa más pequeños y localizados.

La combinación de estas técnicas permite abordar varios problemas estéticos al mismo tiempo. Por ejemplo, un paciente que desee reducir tanto la laxitud de la piel como los depósitos de grasa localizados puede beneficiarse de un tratamiento que incluya tanto energía de radiofrecuencia como lipólisis por ultrasonidos.

Uno de los retos de la combinación de distintas técnicas reside en la planificación de los pasos del tratamiento y la armonización de los distintos procedimientos. Los tratamientos deben planificarse cuidadosamente para garantizar la seguridad y maximizar la eficacia de cada método. En algunos casos, puede tener sentido realizar los tratamientos en varias sesiones para proteger la piel y favorecer la cicatrización.

Los cuidados posteriores también desempeñan un papel importante, sobre todo cuando se combinan distintas técnicas. Los pacientes pueden necesitar instrucciones específicas sobre el cuidado de la piel y la gestión de los efectos secundarios que puedan derivarse de los tratamientos combinados.

La combinación de distintas técnicas mínimamente invasivas requiere un alto nivel de conocimientos y experiencia. Los médicos que realizan estos tratamientos combinados deben estar plenamente formados en cada técnica y conocer a fondo las interacciones y la interacción entre los distintos métodos.

En general, la combinación de distintas técnicas mínimamente invasivas en medicina estética ofrece amplias posibilidades para alcanzar los objetivos estéticos de los pacientes. Personalizando la combinación de tratamientos, los médicos pueden mejorar los resultados, acortar el tiempo de recuperación y aumentar la satisfacción de los pacientes.

Integración de métodos no invasivos

La integración de métodos no invasivos en la medicina estética ha surgido como una estrategia cada vez más popular para abordar diversos problemas estéticos con un riesgo y un tiempo de inactividad mínimos. Estos métodos, que van desde los tratamientos con láser a la radiofrecuencia y la terapia de ultrasonidos, pasando por los tratamientos inyectables, ofrecen soluciones integrales para el rejuvenecimiento de la piel, la reducción de grasa y el contorno corporal sin necesidad de procedimientos quirúrgicos.

La integración de estas técnicas permite a los médicos crear planes de tratamiento personalizados adaptados a las necesidades y objetivos específicos de cada paciente. Por ejemplo, un paciente que desee tensar la piel y reducir la grasa puede beneficiarse de una combinación de radiofrecuencia para tensar la piel y ultrasonidos para reducir la grasa. Este enfoque personalizado no sólo permite tratar zonas problemáticas concretas, sino también mejorar el aspecto general de forma armoniosa.

Una de las principales ventajas de los métodos no invasivos es la minimización de los riesgos y efectos secundarios que suelen asociarse a los procedimientos quirúrgicos. Estas técnicas no suelen requerir anestesia general, causan menos dolor y complicaciones y permiten a los pacientes reincorporarse más rápidamente a sus actividades cotidianas. Además, los procedimientos no invasivos ofrecen un control más preciso de los resultados del tratamiento, lo que permite una gran precisión y personalización.

Sin embargo, la integración de estos métodos requiere un profundo conocimiento del funcionamiento de cada técnica y de las mejores prácticas para su aplicación. Hay que considerar cuidadosamente la selección de la tecnología adecuada, la configuración del equipo y la planificación de los pasos del tratamiento para conseguir los mejores resultados y garantizar la seguridad del paciente. La planificación del tratamiento debe tener en cuenta las características individuales del paciente, como el tipo de piel, la edad, el estado de salud y los objetivos estéticos.

Otro aspecto importante de la integración de métodos no invasivos es el postratamiento. Los pacientes deben recibir una formación completa sobre los cuidados posteriores al tratamiento para maximizar los resultados y minimizar los efectos secundarios. Esto puede incluir el uso de productos especializados para el cuidado de la piel, evitar la exposición al sol y mantener un estilo de vida saludable.

En general, la integración de métodos no invasivos en la medicina estética ofrece una alternativa completa, personalizada y de bajo riesgo a los procedimientos quirúrgicos. Con una aplicación y un postratamiento adecuados, estas técnicas pueden ser eficaces para mejorar el aspecto y aumentar la confianza del paciente.

El papel de la nutrición y la forma física

El papel de la nutrición y la forma física en los procedimientos de medicina estética mínimamente invasivos es crucial. Aunque estos procedimientos pueden ayudar a mejorar el aspecto, un enfoque holístico que incluya la nutrición y la forma física es esencial para lograr los mejores resultados a largo plazo.

La nutrición y la forma física desempeñan un papel fundamental en el mantenimiento de los resultados de procedimientos mínimamente invasivos como la reducción de grasa o el estiramiento cutáneo. Una dieta sana y equilibrada puede ayudar a estabilizar el peso y evitar la acumulación de nuevos depósitos de grasa tras procedimientos como la lipólisis láser o la reducción de grasa por ultrasonidos. Una dieta adecuada no sólo aporta los nutrientes necesarios para la regeneración y cicatrización de la piel, sino que también favorece el bienestar general y una composición corporal saludable.

Al mismo tiempo, la actividad física regular es esencial para apoyar y reforzar las mejoras conseguidas mediante procedimientos mínimamente invasivos. Los ejercicios físicos ayudan a tonificar el cuerpo, fortalecer los músculos y mejorar la forma general del cuerpo. Además, el ejercicio regular ayuda a mejorar la circulación, que es importante para el funcionamiento y el aspecto saludables de la piel. La actividad física también puede reducir el riesgo de efectos secundarios postoperatorios, ya que favorece la circulación sanguínea, ayuda a acelerar la cicatrización y reduce la hinchazón.

Otro aspecto importante es el impacto psicológico que una dieta sana y el ejercicio regular pueden tener en los pacientes. Estos factores del estilo de vida no sólo contribuyen a mejorar el aspecto físico, sino que también pueden aumentar la confianza en uno mismo y el bienestar general. Esto es especialmente importante, ya que los procedimientos estéticos suelen tener como objetivo mejorar la autoimagen y la calidad de vida de los pacientes.

Sin embargo, hay que tener en cuenta que la dieta y la forma física por sí solas no suelen bastar para alcanzar determinados objetivos estéticos que pueden lograrse con procedimientos mínimamente invasivos. Más bien deben considerarse como un complemento de estos procedimientos, que ayudan a mantener y optimizar los resultados.

En general, integrar la nutrición y la forma física en el plan de tratamiento es esencial para los pacientes que se plantean someterse a procedimientos mínimamente invasivos. Un enfoque holístico que incorpore estos aspectos no sólo favorece la eficacia de los procedimientos estéticos, sino que también contribuye a una mejora sostenible del estilo de vida y el bienestar general.

Capítulo 9: Ética, leyes y directrices

Consideraciones éticas en medicina estética

La medicina estética, cuyo objetivo es mejorar el aspecto físico, se encuentra a menudo en la intersección entre la asistencia sanitaria y los deseos individuales de cambio físico. Esto da lugar a cuestiones éticas específicas que deben considerarse cuidadosamente.

En primer lugar, el consentimiento informado es un pilar ético fundamental. Los pacientes deben estar plenamente informados sobre la naturaleza del procedimiento propuesto, sus riesgos, efectos secundarios y resultados esperados. Esto incluye también información sobre las posibles alternativas y los efectos a largo plazo del procedimiento. La decisión de someterse a un tratamiento estético debe tomarse siempre voluntariamente y sobre la base de toda la información pertinente.

Otro aspecto importante son las **expectativas realistas**. Es responsabilidad del profesional establecer expectativas realistas sobre los resultados y evitar objetivos exagerados o inalcanzables. Esto incluye comprender las motivaciones del paciente para someterse a la intervención y tener en cuenta el posible impacto psicológico.

La **seguridad del paciente** siempre ocupa un lugar central. Los procedimientos estéticos deben realizarse de acuerdo con las normas médicas más estrictas. Esto significa que los tratamientos sólo deben ser realizados por profesionales cualificados que utilicen técnicas y equipos adecuados. Es fundamental dar prioridad al bienestar del paciente sobre los intereses comerciales.

Otra cuestión importante es la **autonomía del paciente**. Las decisiones estéticas suelen ser muy personales y deben respetarse los deseos y valores del paciente. Al mismo tiempo, los médicos deben utilizar su criterio profesional para evitar procedimientos excesivamente arriesgados o innecesarios.

La privacidad y la confidencialidad son también de gran importancia. La información del paciente y los detalles del tratamiento deben tratarse de forma confidencial. Esto es especialmente importante en un ámbito que a menudo implica información personal y delicada.

En medicina estética, también es importante tener en cuenta las **implicaciones sociales y culturales** de los ideales de belleza y la imagen corporal. Los médicos deben ser conscientes del impacto potencial de su trabajo en la percepción de los cánones de belleza y la autoestima.

En resumen, la práctica de la medicina estética exige un alto nivel de conciencia y responsabilidad éticas. Salvaguardar la seguridad del paciente, el consentimiento informado, las expectativas realistas, la autonomía del paciente, la intimidad y la confidencialidad son cruciales para mantener la confianza del paciente y actuar éticamente.

Marco jurídico y normas

Las condiciones y normas del marco jurídico también existen en la medicina estética. Son importantes para garantizar la seguridad de los pacientes y asegurar un alto nivel de calidad en los tratamientos. Estas normativas, que varían de un país a otro, se basan en algunos principios fundamentales que son en gran medida universales.

Un aspecto clave de esta normativa es la exigencia de que sólo **profesionales cualificados** puedan realizar estos procedimientos. Esto suele incluir médicos, dermatólogos especializados o cirujanos plásticos y, en algunos casos, profesionales médicos formados bajo supervisión médica. Los requisitos específicos de formación y certificación varían según la región, pero garantizan que las personas que realizan los procedimientos tienen los conocimientos y la experiencia necesarios.

Los **dispositivos y productos** utilizados, como el láser, los rellenos o la toxina botulínica, también deben estar autorizados por las autoridades sanitarias competentes. Estas autorizaciones se basan en pruebas clínicas exhaustivas que garantizan la seguridad y eficacia de los productos y dispositivos.

La seguridad del paciente y la información son otros pilares importantes. Las leyes y normativas hacen hincapié en la necesidad de proporcionar a los pacientes información exhaustiva sobre los riesgos, los posibles efectos secundarios y los resultados esperados. Esto incluye también informar a los pacientes sobre opciones de tratamiento alternativas.

La protección de datos y la confidencialidad también desempeñan un papel importante. La información personal y médica de los pacientes debe tratarse de acuerdo con estrictas normas de protección de datos.

Los protocolos de tratamiento normalizados son necesarios para garantizar la coherencia y la seguridad del tratamiento. Las medidas de postratamiento adecuadas forman parte de estos protocolos para favorecer la cicatrización y minimizar las complicaciones.

En muchos países, los proveedores de procedimientos mínimamente invasivos también están obligados a contratar **un seguro de responsabilidad profesional para** protegerse a sí mismos y a los pacientes en caso de complicaciones o tratamiento incorrecto.

La educación y formación continuas de los profesionales médicos son esenciales para mantenerse al día de las últimas técnicas, investigaciones y normas de seguridad. Esta formación continua garantiza que los profesionales se mantengan a la vanguardia de la práctica médica.

El cumplimiento de estos marcos y normas legales es esencial para garantizar un alto nivel de profesionalidad y responsabilidad ética en la medicina estética. Contribuyen a aumentar la confianza de los pacientes en estos servicios y garantizan que los procedimientos mínimamente invasivos se realicen de forma segura y eficaz.

Directrices para los profesionales

Para los profesionales de la medicina estética especializados en procedimientos mínimamente invasivos, es esencial seguir ciertas directrices y buenas prácticas que garanticen tanto la seguridad del paciente como la calidad de la atención. La cualificación adecuada y la formación continua son esenciales para garantizar que los profesionales tengan los conocimientos y las habilidades necesarios para realizar los procedimientos de forma segura y eficaz.

La educación del paciente desempeña un papel fundamental en el proceso de tratamiento. Los facultativos deben asegurarse de que sus pacientes estén plenamente informados de los riesgos, beneficios y posibles resultados del procedimiento para que puedan tomar una decisión con conocimiento de causa. Obtener el consentimiento informado por escrito es un paso importante para mantener las normas éticas de la consulta.

El comportamiento ético también reviste gran importancia. Los profesionales deben centrarse en establecer expectativas realistas y sólo proporcionar tratamiento cuando sea lo mejor para el paciente. Deben evitarse las esperanzas poco realistas o las intervenciones innecesarias.

La seguridad del paciente debe ser siempre lo primero. Esto significa utilizar equipos y productos aprobados y seguros, respetar los procedimientos estériles y seguir todos los protocolos de seguridad. La documentación precisa de los tratamientos y las respuestas de los pacientes es esencial para garantizar un tratamiento y un seguimiento de alta calidad.

Los planes de tratamiento personalizados, adaptados a las necesidades y objetivos específicos de cada paciente, son cruciales para lograr resultados óptimos. Deben evitarse los enfoques estandarizados, ya que no tienen en cuenta las diferencias individuales entre pacientes.

Para controlar el proceso de cicatrización y reconocer y tratar a tiempo cualquier complicación, son importantes unos cuidados postoperatorios cuidadosos y citas periódicas de seguimiento. Los médicos también deben estar preparados para responder eficazmente a las complicaciones y tomar las medidas adecuadas.

La formación continua en nuevas técnicas, enfoques de tratamiento y avances relevantes para el sector es esencial para que los profesionales perfeccionen sus habilidades y se mantengan a la vanguardia de la práctica.

Siguiendo estos planteamientos y directrices integrados, los profesionales de la medicina estética pueden mantener un alto nivel de profesionalidad y garantizar la confianza y seguridad de sus pacientes.

Derechos e información del paciente

En medicina estética, el respeto de los derechos de los pacientes y una información exhaustiva a los mismos son de vital importancia. Los pacientes tienen derecho a estar plenamente informados sobre todos los aspectos de un tratamiento planificado, incluidos los riesgos potenciales, los efectos secundarios y los resultados esperados. Este conocimiento es crucial para que los pacientes puedan tomar decisiones informadas sobre su tratamiento.

La **consulta** debe incluir toda la información pertinente sobre el procedimiento, como el tipo de intervención, qué esperar durante y después del tratamiento, posibles riesgos y complicaciones y métodos de tratamiento alternativos. Igualmente importante es hablar de las expectativas del paciente y de los resultados realistas que pueden obtenerse con el tratamiento.

Los pacientes también tienen derecho a que su información personal y médica sea tratada confidencialmente. La **intimidad y la confidencialidad** son aspectos fundamentales de los derechos de los pacientes y deben ser respetados y protegidos por todos los profesionales sanitarios. Los pacientes también tienen derecho a negarse a dar su consentimiento para un tratamiento o a retirar el que ya hayan dado. Esto debe ser posible sin presiones ni consecuencias negativas para su atención médica posterior.

La educación del paciente no debe limitarse a una única sesión informativa antes del tratamiento, sino que debe ser un proceso continuo que incluya también los cuidados posteriores y los posibles tratamientos de seguimiento. Hay que animar a los pacientes a que hagan preguntas y planteen sus dudas, tanto antes como después de la intervención.

En general, es responsabilidad del profesional crear una atmósfera de confianza y franqueza y asegurarse de que los pacientes estén bien informados sobre todos los aspectos de su tratamiento y participen en el proceso de toma de decisiones. El respeto de los derechos de los pacientes y el suministro de información exhaustiva son esenciales para mantener las normas éticas y profesionales de la medicina estética.

Gastos de tratamiento

Los costes de los tratamientos mínimamente invasivos de reducción de grasa suelen correr a cargo de los propios pacientes. Este tipo de procedimiento suele entrar en la categoría de medicina estética o cosmética, que no suele estar cubierta por los seguros de enfermedad obligatorios o privados al no considerarse médicamente necesaria.

Sin embargo, hay algunos casos excepcionales en los que el seguro médico puede cubrir los gastos. Puede ser el caso si el tratamiento es necesario por razones médicas, como problemas de salud causados por un exceso de grasa. En estos casos, sin embargo, a menudo deben cumplirse condiciones específicas y es necesario que un médico confirme la necesidad médica del tratamiento.

Los pacientes interesados en un tratamiento mínimamente invasivo de reducción de grasa deben ponerse en contacto directamente con su proveedor de seguros médicos para averiguar si se pueden cubrir los costes en su caso particular. En la mayoría de los casos, sin embargo, deberán correr con los gastos. También es aconsejable obtener presupuestos detallados de los centros de tratamiento antes de iniciarlo para tener una idea clara de los costes que conlleva.

Autotratamiento

Los procedimientos mínimamente invasivos en medicina estética, especialmente los destinados a la reducción de grasa, nunca deben realizarse sin la supervisión y orientación de un médico cualificado o de un profesional médico con la formación adecuada. Estos procedimientos requieren conocimientos especializados, habilidades y experiencia, tanto en lo que se refiere a la aplicación de la técnica como al tratamiento de los posibles riesgos y efectos secundarios.

Realizar estos tratamientos sin supervisión médica conlleva riesgos importantes, como infecciones, resultados inadecuados, cicatrices y otras complicaciones graves. Además, realizar procedimientos médicos por cuenta propia sin licencia es ilegal en muchos países.

Los pacientes que se planteen someterse a procedimientos mínimamente invasivos de reducción de grasa u otros procedimientos estéticos deben consultar siempre a médicos cualificados capaces de realizar una evaluación profesional, llevar a cabo el tratamiento de forma segura y proporcionar los cuidados postoperatorios adecuados. Es importante tomar la decisión de someterse a estos procedimientos con cuidado y realizarlos en un entorno médico profesional para minimizar los riesgos para la salud y lograr los mejores resultados posibles.

Además, los fármacos utilizados en los tratamientos mínimamente invasivos de reducción de grasa suelen requerir receta médica. Esto se aplica en particular a los fármacos utilizados para la lipólisis inyectable, como las soluciones inyectables que contienen fosfatidilcolina y ácido desoxicólico. Estos preparados sólo pueden ser recetados y utilizados por médicos cualificados. Una de las pocas excepciones es el orlistat (Alli), que se vende en farmacias sin receta.

La prescripción obligatoria de estos medicamentos sirve para garantizar la seguridad del paciente. Garantiza que los medicamentos sólo se utilicen bajo supervisión médica y tras una evaluación exhaustiva de la idoneidad del paciente para el tratamiento. También garantiza que el tratamiento lo lleven a cabo profesionales sanitarios capaces de dosificar y administrar la medicación correctamente y de gestionar los posibles efectos secundarios.

Es importante que los pacientes que estén considerando someterse a un tratamiento mínimamente invasivo de reducción de grasa consulten a médicos cualificados y autorizados. La automedicación o la compra de medicamentos con receta sin supervisión médica pueden entrañar graves riesgos para la salud y deben evitarse siempre.

Capítulo 10: Perspectivas de futuro

Investigación actual y evolución futura

La investigación actual y la evolución futura en el campo de los procedimientos mínimamente invasivos en medicina estética son dinámicas y prometen innovación y mejora continuas. La atención se centra en el desarrollo de nuevas técnicas y dispositivos que ofrezcan opciones de tratamiento más seguras, eficaces y cómodas para el paciente.

Un área clave de la investigación es la mejora de las tecnologías existentes, como el láser, la radiofrecuencia, los ultrasonidos y los tratamientos inyectables. Los investigadores trabajan para que estas técnicas sean aún más precisas y específicas con el fin de mejorar los resultados y minimizar los efectos secundarios. Por ejemplo, en la terapia láser se están desarrollando dispositivos avanzados que ofrecen longitudes de onda específicas para distintos tipos de piel y afecciones.

Otro importante campo de investigación es el desarrollo de terapias combinadas. Combinando distintas tecnologías en un mismo plan de tratamiento, pueden aprovecharse las sinergias para lograr resultados más completos y duraderos. Por ejemplo, la combinación de tratamientos láser con radiofrecuencia puede proporcionar un estiramiento y una mejora de la textura de la piel más eficaces.

La investigación también se centra en el desarrollo de nuevos materiales y productos para tratamientos inyectables. Esto incluye la creación de rellenos y productos de toxina botulínica más duraderos y seguros que ofrezcan resultados más naturales. Además, se está trabajando en el desarrollo de productos que traten más eficazmente problemas específicos como la laxitud cutánea y la pérdida de volumen.

La integración de la inteligencia artificial y la tecnología de imagen avanzada es otro avance apasionante. Estas tecnologías pueden ayudar a los médicos a personalizar los planes de tratamiento y predecir los resultados, lo que se traduce en tratamientos más precisos y pacientes más satisfechos.

En el futuro, es posible que la medicina estética haga más hincapié en los enfoques preventivos. Esto significa utilizar técnicas mínimamente invasivas no sólo para corregir, sino también para prevenir los signos del envejecimiento y otros problemas de la piel.

En general, las perspectivas de investigación y desarrollo en el campo de la cirugía mínimamente invasiva son prometedoras. A medida que avanzan la tecnología y la medicina, cabe esperar que los tratamientos sean aún más seguros, eficaces y personalizados en función de las necesidades de cada paciente. Estos avances no sólo mejorarán los resultados de los tratamientos, sino que también revolucionarán la experiencia general del paciente en medicina estética.

Tecnologías innovadoras y nuevos enfoques

En la medicina estética están surgiendo tecnologías innovadoras y nuevos enfoques con el objetivo de que los tratamientos sean más eficaces, seguros y cómodos para el paciente. Estos desarrollos representan avances en ciencia y tecnología y ofrecen nuevas oportunidades para alcanzar objetivos estéticos.

Uno de los avances más notables es el perfeccionamiento de la **terapia con láser y luz**. Los dispositivos láser modernos son capaces de utilizar longitudes de onda más específicas, lo que permite un tratamiento más selectivo. Esto no sólo mejora la eficacia en el tratamiento de diversos problemas cutáneos, sino que también reduce el riesgo de efectos secundarios. Las tecnologías IPL (luz pulsada intensa) también se están perfeccionando para tratar una gama más amplia de problemas cutáneos con menos tiempo de inactividad.

Las tecnologías de radiofrecuencia y ultrasonidos también están evolucionando. Estas técnicas, utilizadas para el estiramiento cutáneo y la reducción de grasa, son cada vez más precisas y pueden llegar a capas más profundas del tejido sin dañar la piel. La introducción de dispositivos de radiofrecuencia microneedling combina microagujas con energía de radiofrecuencia para lograr un rejuvenecimiento cutáneo más intenso.

Los procedimientos de inyección también están experimentando innovaciones. El desarrollo de nuevas formulaciones de rellenos y toxina botulínica tiene por objeto lograr resultados más naturales y prolongar la duración del efecto. También se están realizando esfuerzos para aumentar aún más la seguridad de estos productos y reducir el riesgo de complicaciones.

Otra tendencia emergente es el uso de **terapias combinadas**, en las que se combinan varias técnicas de tratamiento para lograr efectos sinérgicos. Esto puede incluir, por ejemplo, la combinación de terapia láser con tratamientos tópicos o el uso simultáneo de técnicas de radiofrecuencia y ultrasonidos.

La inteligencia artificial y el aprendizaje automático también son cada vez más importantes. Estas tecnologías pueden ayudar a analizar las imágenes de la piel, predecir los resultados del tratamiento y personalizar los planes de tratamiento. Es probable que la integración de la IA en las herramientas de diagnóstico y los dispositivos de tratamiento desempeñe un papel más importante en el futuro.

Por último, existe un interés creciente por los enfoques preventivos y los tratamientos holísticos. Esto incluye técnicas dirigidas no sólo a tratar los problemas estéticos existentes, sino también a retrasar el proceso de envejecimiento y promover un estado saludable de la piel.

Estas tecnologías y enfoques innovadores siguen ampliando los límites de lo posible en medicina estética, ofreciendo a los pacientes más opciones y mejores resultados. Con el aumento de la investigación y el desarrollo, podemos esperar que estas tendencias sigan ganando impulso y configuren el panorama de los tratamientos estéticos.

Conclusión

Esta guía ha proporcionado una visión global de los distintos métodos mínimamente invasivos de reducción de grasa en medicina estética, desde la lipólisis por inyección y la criolipólisis hasta los procedimientos con láser y la terapia de radiofrecuencia. Ha dejado claro que, aunque estos métodos son alternativas eficaces a los procedimientos quirúrgicos tradicionales, como la liposucción, siguen requiriendo una consideración cuidadosa y una ejecución profesional.

La seguridad y eficacia de estos procedimientos dependen en gran medida de la cualificación del profesional, la calidad del equipo utilizado y la idoneidad individual del paciente. Cada técnica tiene sus propias ventajas, limitaciones y riesgos potenciales, que deben considerarse detenidamente antes de decidirse por un procedimiento.

Este libro también ha puesto de relieve la importancia de la formación integral del paciente y de los cuidados postoperatorios para lograr los mejores resultados posibles y minimizar las posibles complicaciones. Se ha hecho hincapié en que estos procedimientos mínimamente invasivos son más eficaces cuando se utilizan como parte de un enfoque holístico del contorno corporal y teniendo en cuenta un estilo de vida saludable.

En conclusión, se espera que el libro constituya un valioso recurso para cualquier persona interesada en los últimos avances y técnicas en el mundo de la reducción de grasa mínimamente invasiva, ya sean profesionales médicos, pacientes o simples interesados.

Sugiere que, con una aplicación adecuada y prestando atención a todos los aspectos de seguridad, los métodos mínimamente invasivos de reducción de grasa pueden ofrecer opciones eficaces y seguras para mejorar el contorno corporal y la autoestima.